core mathematics
...re health professionals

医療系を志す人のための 基礎数学

微積分から統計学へ

森 淳秀 [著]

共立出版

まえがき

　本書は，令和元年度となる 2019 年度現在，大阪歯科大学歯学部で筆者が担当している 1 年次の数学（通年 1 コマ）と 3 年次の医療統計学（半期 1 コマ）の講義内容をもとにしたテキストです．独習書としても講義の教科書としても利用しやすいように，各講の区切りの位置に，予習復習の目安を設けています．本書の狙いは，次の 3 点にあります．

(1) 医療系大学で数学を学ぶ機会は非常に限られていますので，せめて上の二つの講義の内容を数学的に一貫したものにしたいと考えていました．平成28 年度入学生から 1 年次の数学の内容をその準備として刷新し，ちょうど平成 30 年度から 3 年次の医療統計学を担当しました．さらに担当初年度に調整したものを次年度中に出版するという非常に順調なペースで，当初の目的が達成されました．こうした幸運には何か使命が伴うはずです．後の (3) とも関係しますが，医療系に限らず，大学で数学系教員が統計学教育の基礎を担当する場合が増える，あるいはその意味が重くなると思われます．大学の環境変化の中で，数学の役割を再確認し，数学を研究している人が数学を教育するという体制の維持に貢献することが，本書の第一の狙いです．

(2) リテラシーという言葉を耳にする機会が増えていますが，実際には本来の「文字を読むことができる」というレベルのこと，つまり，掲示などによる通知を理解するとか，文書を交換して約束をするとかの基本的な行動や，複数の報道内容を比較するとか，論説を批判的に読んで意見を書き留めるとかの文化的な習慣が，身についていない大学生が増えています．これは若者

の人口が減少し，大学進学率が上がったことの効果なので，読み書きのリメディアル教育を行うことは，いまや大学の責任だと考えられます．文章の代わりに図表や映像教材を使えばよいという意見もあります．しかし少なくとも本学の学生の大半は，活字を読むことによって成長しているように見えます．また，私見ですが，図表や映像で何かを理解することは，活字で理解することより程度が高いのではないかと思います．文章を読むことができない人に図表や映像を見せても，あるいは口頭で説明をしても，諸概念の論理的なつながりが伝わらないからです．本書の第二の狙いは，教員が書いた文章を学生に読ませ，読解力を国家試験などのレベルに引き上げることです．

(3) 付録として平成29・30年の学習指導要領の改訂について，まだ教科書が出ていない段階ではありますが，一般大学生向けに趣旨をまとめました．教育学部向けではありません．この改訂において数学は，児童・生徒たちが科学的探究の活動においてお互いにつながりを持つためのツールのように考えられています．古い常識を批判的に吟味して新しい価値観をつくる．これはまさに若者の特権ですが，そのような価値観は互いにつながりを持つことによって形成され，強化されるものです．若者は人口としては減少していますが，ネットワーク上の存在としては大きくなっていくことが期待されます．統計学，小学英語，プログラミングといった新しい教育は，SNS だけではない，若者の多様なつながり方を促進するものです．一人で探求することや，流行に流されないことも大切ですが，数学は共有されるべきものだと思います．この考えを若者たちに発信することが，本書の第三の狙いです．

　本書を出版するアイデアを頂いた清閑堂の木枝祐介氏，出版を実現して頂いた共立出版の大越隆道氏，貴重な時間を割いてコメントを頂いた京都大学ゲノム医学センターの吉安徹氏，コメントだけでなく中学校の統計教育に関する情報を頂いた京都教育大学・JST さきがけの横山知郎氏，そして本書の一部に吸収された何年かの講義において，様々な間違いを指摘してくれた大阪歯科大学と京都大学の受講生の方々に深く感謝したいと思います．

　2019 年 10 月

大阪歯科大学数学教室　森　淳秀

目　次

第 1 章
論理と集合

　計算機 (computer) は現代生活に欠かせない．それは数値だけでなく思考を計算する．計算ができるように整理された思考を論理 (logic) と呼ぶ．数学を学んで論理的思考力を鍛えることは古代から行われてきた．未来の歴史家はこの現在を含む過去について「論理的思考のできる人間が計算機の代わりに文明を支えた時代があった」と書くだろうが，まだ遠い未来である．

　現在，計算機に頼る部分が相対的に拡大する一方，人間が論理的思考を行う絶対量は増えている．全ての子供が数学を学ぶのは，生き方や価値観が多様化し，情報が膨大になって，一部の人間だけで処理できないからである．技術的イノベーションについても，個人が経験や知識を深めるだけでは追いつかなくなり，社会が論理的思考でつながって，情報を共有する必要がある．医療もまた，社会全体で営むものになりつつある（**多職種協働・地域連携**）．医学研究においても，多様な背景を持つ人々が協働することが多くなった．諸君がどの道に進んでも，将来医学研究に関わる可能性は低くない．

　科学が個人の脳でなく，社会において論理的思考を介して構築されるとすれば[1]，科学者が統計学などの数学に基づいて判断し，失敗を含む全結果を公表し，国際的な英語を使うのは当然である．**根拠に基づく医療** (evidence-based medicine, EBM) はそうした背景を持つ．数学と英語は世界で活躍する人々[2]の共通言語であり，医療人であればそのリテラシーを問われる．

---

[1] 偉人や名著が存在して大きな影響力を持つので，この仮定は部分的にしか正しくない．
[2] 全ての子供が数学を学ぶとしても，数学は誰にでもできるものではない．学力格差が存在し，それが経済的格差などとも結びついていることは，認識すべき事実である．

　さて古典論理[3]の基本は「かつ (and)」と「または (or)」の運用である．真・偽 (true/false) が確定される文を命題 (proposition) と呼ぶ．二つの命題 P と Q について「P かつ Q」は P と Q の両方が真の場合だけ真の命題である．他方「P または Q」は P と Q の両方が偽の場合だけ偽の命題である．これらは電気回路におけるスイッチの直列と並列に似ている．実際，計算機は真を $P = 1$，偽を $P = 0$ という真理値 (truth value) に置き換え，電気・電子的に命題の計算を行う．「P かつ Q」は真理値の積 (product) $P \times Q$ を真理値とするため，論理積と呼ばれる．P の否定 (negation) は「P でない」という命題であり，真理値 $1 - P$ を持つ．「P または Q」の否定は「『P でない』かつ『Q でない』」，「P かつ Q」の否定は「『P でない』または『Q でない』」である（de Morgan の法則）．論理和 (logical sum)「P または Q」の真理値は $1 - (1 - P) \times (1 - Q)$ であり，$P + Q$ とは異なる．

　現代では数などの形式 a, b, c からそれらを集めた形式 $X = \{a, b, c\}$ が得られるシステムを考え，各形式を集合 (set) と呼ぶ．a などは X の要素 (element) である，または X に属する (belong) と言い，$a \in X$ と書く．要素のない集合 $\{\}$ を $\emptyset$ と書き，通常そのようなものが一つだけあると考えて空集合 (the empty) と呼ぶ．変数 $x \in X$ を含む文 $P(x)$ は X の各要素に対して真偽が定まる場合に命題関数または述語と言う．$P(x)$ が真であることを x は $P(x)$ を満たす (satisfy) とか，x について $P(x)$ が成り立つ (hold) とか言う．X の全ての要素が $P(x)$ を満たすことを「全ての x について $P(x)$」は真と言う．「全ての x について $P(x)$」の否定は「ある x について『$P(x)$ でない』」である．全ての x が「『$P(x)$ でない』または $Q(x)$」を満たすことを「$P(x)$ ならば $Q(x)$」と言い，$P \Rightarrow Q$ と書く．このとき $P(x)$ を満たす x は $Q(x)$ も満たすことから，$P(x)$ は $Q(x)$ を含意する (imply) と言う．含意に基づく論理的推論を演繹 (logical deduction) と呼ぶ．

心理学者 Wason の課題．表にはアルファベット，裏には数字が書かれたカードが机の上に4枚置かれていて，A，F，4，7と書かれた側が見えている．「表が母音ならば裏は偶数である」という命題の真偽を調べるためにどの2枚を裏返せばよいか答えよ．

---

[3] ここでの議論は現代証明論につながらないので，むしろ Aristotle 論理学である．

A と 4 を裏返すと答える誤りが多いらしいが，正解は A と 7 である．

解答. 演繹に用いる命題「$P(x)$ ならば $Q(x)$」は，「$P(x)$ が真かつ $Q(x)$ が偽」となる x，つまり反例 (counterexample) がある場合だけ偽であり，反例がなければ真である．ここで x は 4 枚のカードのどれかであり，反例「$P(x)$ が真（表が母音）かつ $Q(x)$ が偽（裏が奇数）」になる可能性があるのは $x = 1$ 枚目の A と $x = 4$ 枚目の 7 である．

集合 A の全ての要素が X の要素であることを $A \subset X$ と書き，A を X の部分集合 (subset) と呼ぶ．特に A が命題 $P(x)$ を満たす x の全体であることを $A = \{x \in X \mid P(x)\}$ と書く．X における A の補集合 (complement) は $A^c = \{x \in X \mid P(x)$ でない $\}$ であり，稀に $\overline{A}$ とも書く．A と他の集合 $B = \{x \in X \mid Q(x)\}$ の和と積を次のように定める．

和は合併 (union)　　$A \cup B = \{x \in X \mid P(x)$ または $Q(x)\}$,

積は共通部分 (intersection)　　$A \cap B = \{x \in X \mid P(x)$ かつ $Q(x)\}$.

A から B を除いた差である相対補集合 (relative complement) $A \setminus B$ は

$$A \setminus B = \{x \in X \mid P(x) \text{ かつ「} Q(x) \text{ でない」}\} = A \cap (B^c)$$

である．高校数学では Venn 図によって論理を視覚化した．$n = 1, 2, 3$ のとき，平面あるいは長方形を，n 個の円によって 2^n 個の部分に分けることは容易にできる．そのような分割を Venn 図と言う．集合 X の n 個の部分集合に対し，X の要素がどの部分集合に属するかは，可能性として 2^n 通り考えられる．Venn 図の平面あるいは長方形が X を表し，n 個の円の内部が部分集合を表すとき，分割はこの 2^n 通りの分類を表す．したがって高々[4] 三つの集合の演算は Venn 図によって視覚化される．しかし四つ以上の集合を図示することは，それほど容易ではない（円ではなく複雑な図形を使えば可能である）．四つの円によって平面は高々 $2 + 2 + 4 + 6 = 14$ 個の部分にしか分けることができず，これでは $2^4 = 16$ 通りの分類に不足するからである．

---

[4] 高々 x (at most x) とは，x 以下 (less than or equal to x または not greater than x) のこと，少なくとも x (at least x) とは，x 以上 (greater than or equal to x または not less than x) のことである．日本語の以上と未満の区別より，英語との対応が重要．

ここまでの理解のポイント

- □ 論理的思考力を身につけることの必要性を理解する．論理的思考を身につけるための方策について述べることができる．
- □ 「かつ」と「または」の使い方について，集合のVenn図を持ち出すことなく，命題の真偽に基づいて説明することができる．
- □ 集合論における共通部分と合併について，Venn図を持ち出すことなく，それぞれ論理的・抽象的に説明することができる．
- □ 集合に属することと部分集合として含まれることの違いについて，論理的・抽象的に説明することができる．
- □ 補集合と相対補集合について，論理的・抽象的に説明することができる．
- □ 反例について，抽象的および具体的に説明することができる．
- □ 論理的演繹が含意に基づくことについて，説明することができる．

ここまでの定着のポイント（復習用）

- □ 真理値の和と和の真理値が異なることについて，説明することができる．
- □ Wasonの課題の正解について，解説することができる．
- □ Wasonの課題を社会問題として捉えることができる．将来，医療人としてこの問題と関わることについて，想像することができる．
- □ 以下の習慣をつける．図解などに満足せず，何でも言語化して理解する．論理的な文章表現に馴染むため，毎日欠かさず読書をする．
- □ （発展）Aristotleについて調べ，偉大な人であったことを理解する．論理学は自然なものではなく，結局はAristotleを尊敬し，ありがたく思うことによってしか習得できないということを理解する．
- □ （発展）2つの集合AとBが相等しいとは，AがBの部分集合であり，なおかつBがAの部分集合であることを言う．相等しいものは区別せず，一つのものとして扱う．このとき，空集合は一つしかないことを，論理的・抽象的に説明することができる．

第1章の演習問題

1. 命題 P の真理値を同じ記号 P で表すとき，命題「『P でない』でない」の真理値を求めよ．

2. 「『$P \Rightarrow Q$』かつ『$Q \Rightarrow P$』」を「$P \Leftrightarrow Q$」と書き，P と Q は同値 (equivalent) と言う．例えば「『P でない』かつ Q」でない $\Leftrightarrow P$ または「Q でない」である．同様に次を「または」を用いた同値な命題で言い換えよ．
 (1)「P かつ『Q でない』」でない
 (2)「『P でない』かつ『Q でない』」でない
また次を「かつ」を用いた同値な命題で言い換えよ．
 (3)「P または『Q でない』」でない
 (4)「『P でない』または『Q でない』」でない

3. 「$P(x)$ ならば $Q(x)$」はその対偶 (contrapositive)「『$Q(x)$ でない』ならば『$P(x)$ でない』」によって言い換えることができることを示せ．

4. 二つの自然数 a, b の和が 10 より小さいならば，a が 5 より小さいかまたは b が 5 より小さい．このことの対偶を述べよ．

5. $X = \{a, b, c, d\}$ において $A = \{a, b\}$, $B = \{b, c\}$ のとき次を求めよ．
 (1) $A \cup (B^c)$ (2) $(A \cap (B^c))^c$ (3) $(A^c) \cup B$ (4) $((A^c) \cap (B^c))^c$

6. 空集合は全ての集合の部分集合であることを証明せよ．

7. 「$P(x)$ ならば $Q(x)$」が真であるとき，x が $P(x)$ を満たすためには必要条件 $Q(x)$ を満たさなければならないとか，x が $Q(x)$ を満たすためには十分条件 $P(x)$ を満たせばよいとか言う．入学するためには試験に合格しなければならないという考えと，入学するためには試験に合格すればよいという考えの違いについてこの観点から説明せよ．

第1章演習問題の解答

1. $1 - (1 - P) = P$.

2. (1)「P でない」または Q
(2) P または Q
(3)「P でない」かつ Q
(4) P かつ Q

3.「$P(x)$ ならば $Q(x)$」は全ての x について「『$P(x)$ でない』または $Q(x)$」であることを意味する．対偶「『$Q(x)$ でない』ならば『$P(x)$ でない』」は全ての x について「$Q(x)$ または『$P(x)$ でない』」であること，つまり「『$P(x)$ でない』または $Q(x)$」であることを意味する．よってこれらは同値.

4. 自然数 a が 5 以上で，自然数 b が 5 以上ならば，和 $a + b$ は 10 以上.

5. (1) $A \cup (B^{c}) = \{a, b\} \cup \{a, d\} = \{a, b, d\}$
(2) $(A \cap (B^{c}))^{c} = (\{a, b\} \cap \{a, d\})^{c} = \{a\}^{c} = \{b, c, d\}$
(3) $(A^{c}) \cup B = \{c, d\} \cup \{b, c\} = \{b, c, d\}$
(4) $((A^{c}) \cap (B^{c}))^{c} = (\{c, d\} \cap \{a, d\})^{c} = \{d\}^{c} = \{a, b, c\}$

6.「$x \in \emptyset$ でない」が真なので，全ての集合 A について「『$x \in \emptyset$ でない』または $x \in A$」は真．したがって「$x \in \emptyset$ ならば $x \in A$」から $\emptyset \subset A$.

7. 試験に合格することが，前者では必要条件，後者では十分条件である.

第 **2** 章

算数

2.1 整数 (integer)

2.1.1 みんなで数えるということ

何かを数えるときには自然数 (natural number) を使う. 0 は数えることを始めるための自然数である[1]. 自然数は数えるものがない場合にも使うことができる順序数 (ordinal, 順番) である. 私の中に数えるべき基数 (cardinal, 核心) があって, それを数えるという理屈もあるが, その理屈だけでは何も始まらない. 順序数はリズムなので, リズムを合わせることから始めよう.

$$0,\ 1,\ 2,\ 3,\ 4,\ 5,\ 6,\ 7,\ 8,\ 9,\ \ldots$$
$$0,\ 1,\ 2,\ 3,\ 4,\ 5,\ 6,\ 7,\ \ldots$$

この並びでは, 上段が 2 まで数えたときに, 下段が数えることに参加する. 和は上段の数を下段の立場で表すものである. 例えば上段の 5 は, 上段が 2 まで数えたあとに下段が数えた 3 である. これを $5 = 2 + 3$ と書き, 5 と和 $2 + 3$ は相等しい (equal) と言う. 上下の数の対 $(2, 0), (3, 1), \ldots$ から $2 = 2 + 0, 3 = 2 + 1, \ldots$ を得る. 和を一つの自然数として他の計算に使うときは, $(2 + 3)$ のように括弧をつける. また 3 人がリズムを合わせた

---

[1] 昔は 0 を自然数としない考え (いわゆる「数え」, 教育上は現在も標準) もあったが, 今は何かを 0 として 1 をつくる. 実際, 自然数は最初に 0 とみなした集合にその集合を要素として付け加えることを繰り返して得られる. 最初の集合は空集合でよい. その場合の自然数は $\emptyset, \{\emptyset\}, \{\emptyset, \{\emptyset\}\}, \{\emptyset, \{\emptyset\}, \{\emptyset, \{\emptyset\}\}\}, \ldots$ である.

$$0, 1, 2, 3, 4, 5, 6, 7, 8, 9, \ldots$$
$$0, 1, 2, 3, 4, 5, 6, 7, \ldots$$
$$0, 1, 2, 3, 4, \ldots$$

では $9 = (2+3)+4 = 2+(3+4)$ であり，和が連続するときはどの和から計算しても同じ結果になる．このとき括弧を外して $9 = 2+3+4$ と書いてもよい．これを和の結合性 (associativity, 仲間になれること) と言う．世界には数える超能力を持つ一人の私ではなく，数える仲間と一緒に成長する私たちが生きている．私たちホモ (homo, 人間)・**サピエンス** (sapiens, 賢い)・**サピエンス**は，**個体が賢い**だけでなく，**社会が賢い**ことによって繁栄した．現に私たちは，一列に並ぶものの個数を数えるとき，ここからここまでは何個という具合にして，作業を分担することができる．和の結合性は隣や次回に結果を預けることを可能にする．また和が $2+3 = 3+2$ のように交換的 (commutative) であることは，できたものから順に集計することを可能にする．数学は賢い個人の専有物でなく，賢い社会の共有物だったのだろう．

2.1.2　10進数と2進数

和の反復 $3+3+3+3+3$ を 5×3 と書き，3の5倍 (times, 回) または5と3の積と呼ぶ．積は縦横に並べたものを数えるときに使うので，$5 \times 3 = 3 \times 5$ のように交換的である．そこで5と3をともに 5×3 の因数 (factor) と呼ぶ．直方体状に並べたものの個数は $(3 \times 5) \times 4 = 3 \times (5 \times 4)$ のようになるから，積もまた結合的である．積の反復 $3 \times 3 \times 3 \times 3 \times 3$ を 3^5 と書き，3の5乗 (5th power) と呼ぶ．ここで3は底 (base)，5は指数 (exponent)，3^5 は冪（べき）(power) である．0以外の数の0乗は1とし，0^0 は定めない．積は 0×0 から 9×9 の100通りを九九の表 (multiplication table) として覚え，

$$
\begin{array}{r}
3\ 4\ 8 \\
3\ 2 \\
\hline
6\ 9\ 6 \quad (8 \times 2 = 16,\ 4 \times 2 = 8,\ 3 \times 2 = 6) \\
1\ 0\ 4\ 4 \quad\ (8 \times 3 = 24,\ 4 \times 3 = 12,\ 3 \times 3 = 9) \\
\hline
1\ 1\ 1\ 3\ 6 \quad (\Rightarrow 348 \times 32 = 11136)
\end{array}
$$

のように計算する．諸君はこの繰り上げ (carry) を正しくできると思う．

10 進数 (decimal)[2] は 0, 1, 2, 3, 4, 5, 6, 7, 8, 9 の 10 文字を並べて
書いた数であり，9 の次は 10，19 の次は 20，99 の次は 100 という具合に
桁数を大きくすることによって大きな自然数に対応する．例えば 2304 は
$2 \times 10^3 + 3 \times 10^2 + 0 \times 10^1 + 4 \times 10^0$ である．

2 進数 (binary) は 0 と 1 の 2 文字を並べて書いた数であり，10 進数と区別
するために右下に $_{(2)}$ と書く．数えてみると $0_{(2)}$, $1_{(2)}$, $10_{(2)}$, $11_{(2)}$, $100_{(2)}$,
$101_{(2)}$, $110_{(2)}$, $111_{(2)}$, $1000_{(2)}$ のようになり，$1101_{(2)}$ は $1 \times 2^3 + 1 \times 2^2 +$
$0 \times 2^1 + 1 \times 2^0 = 13$ である．10 進数の計算をするためには 100 通りの
和の結果と九九の表を覚えるが，2 進数では各 4 通りでよい．例えば和
$110110_{(2)} + 110011_{(2)} = 1101001_{(2)}$ は繰り上げを括弧で書いて

$$
\begin{array}{ccccccc}
(1) & (1) & & (1) & (1) & & \\
1 & 1 & 0 & 1 & 1 & 0 & \\
1 & 1 & 0 & 0 & 1 & 1 & \\
\hline
1 & 1 & 0 & 1 & 0 & 0 & 1 \\
\end{array}
$$

とする．2 進数は真理値とともに計算機が使う数であり，人間的ではない．

2.1.3　差の構成

差 (difference) の数は，二つの自然数から定まる $[5 - 3]$ のような形式とし
て，その「相等」$[a - b] = [c - d]$ を $a + d = b + c$ によって定義する．この定義
は既に確立された自然数の和と相等を用いている．実は自然数の和には交換
性と結合性の他に「『ある x について $x + a = x + b$』ならば $a = b$」という簡約
性 (cancellativity) がある[3]．これにより，上の「相等」は本物の相等が満た
すべき反射性 (reflexivity) $A = A$，対称性 (symmetry)「$A = B \Rightarrow B = A$」，
推移性 (transitivity)「『$A = B$ かつ $B = C$』$\Rightarrow A = C$」を満たす（演習問

---

[2] 数の表示は数そのものではないが，分数として表示された有理数を分数と呼ぶのと同
様，10 進法で表示された数を 10 進数と呼ぶ．また小数点が含まれる場合，decimal を
「小数」と訳すことが多い．日本語でも小数として表示された数を小数と呼ぶ．

[3] 結合性と可換性を持つ「和」があり，自然数のように「0」を含む集合を可換モノイド
(monoid) と呼ぶ．Grothendiek は簡約性のない可換モノイドについても，ある要素 x
について $x + a + d = x + b + c$ のとき $[a - b] = [c - d]$ と定めて「差の数」を作った．
「差の数」を抽象化した Grothendiek 群は現代数学における重要概念の一つである．

題）．さて自然数の和 $2 = 2 + 0, 3 = 2 + 1, 4 = 2 + 2, \ldots$ の並び

$$0, 1, 2, 3, 4, 5, 6, \ldots$$
$$0, 1, 2, 3, 4, \ldots$$

について思い出そう．上下に並ぶ数の対はどれも同じ差の数を定める．

$$[2 - 0] = [3 - 1] = [4 - 2] = [5 - 3] = [6 - 4] = \cdots.$$

0 でない自然数 a に対して $[a - 0]$ を正の整数と呼び，a と同一視する．

$$2 = [2 - 0] = [3 - 1] = [4 - 2] = [5 - 3] = [6 - 4] = \cdots.$$

この 2 は自然数の 2 より組織的な観念であり，下段が右に二つずれていることを意味する．このとき上段と下段を入れ換えると，下段が左へ二つずれて負の数ができる．一般に 0 でない自然数 a に対して，$[0 - a]$ を負の整数と呼び，$(-1) \times a$ または $-a$ と書く．ここで $(-1) \times$ は上段下段を入れ換えて正負の符号 (sign) を変える操作である．例えば

$$0, 1, 2, 3, 4, \ldots$$
$$0, 1, 2, 3, 4, 5, 6, \ldots$$

なので $-2 = (-1) \times 2 = [0 - 2] = [1 - 3] = [2 - 4] = \cdots$ である．再度入れ換えると元に戻るので，$(-1) \times (-1) \times a = a$ である．また $[0 - 0] = 0$，$-0 = 0$ とする．整数の和は $[a - b] + [p - q] = [(a + p) - (b + q)]$ とする．特に $[a - 0] + [b - 0] = [(a + b) - 0]$ なので，上の同一視から，自然数の和 $a + b$ は整数の和でもある．整数の積は，自然数に限らない展開公式の形

$$[a - b] \times [c - d] = [((a \times c) + (b \times d)) - ((a \times d) + (b \times c))]$$

で定める．ただし実際に使うときは a と b のどちらかは 0 で，c と d のどちらかは 0 としてよい．例えば $[a - 0] \times [0 - d] = [0 - (a \times d)]$ から $2 \times (-3) = -6$ のようになり，$[0 - b] \times [0 - d] = [(b \times d) - 0]$ から $(-2) \times (-3) = 6$ のようになる．これを「正と負の積は負，負と負の積は正」と覚える．また整数の差 $a - b$ を和 $a + (-b)$ として定義する．ここで $(-b)$ は $b + (-b) = 0$ を満たし，b の反数 (opposite) と呼ばれる．上で整数を差の数として導入するために角括弧 $[]$ を用いたが，単に反数を導入するのでもよかった．

ここまでの理解のポイント

- □ 第1章の演習問題の問2のVenn（ベン）図を用いない解答が理解できる．それを通して古典論理における「かつ」と「または」の使い方について理解を深めることができる．
- □ 第1章の演習問題の問3のVenn（ベン）図を用いない解答が理解できる．それを通して古典論理における含意，その対偶，それらの反例について理解を深めることができる．
- □ 第1章の演習問題の問5のVenn（ベン）図を用いない解答が理解できる．その考えを利用して四つ以上の集合の演算ができる．
- □ 自然数の和の諸性質について，過去のグループ作業や共同生活の経験と結びつけて，意見を述べることができる．
- □ 2進数の計算が人間的でないことを，積の筆算などの具体的な例を使って確認することができる．因みに全ての文明が10進数を基本とした理由は，Heath（ヒース）『ギリシア数学史』（平田他訳，共立出版）などによると，やはり指を使って数えたからである．
- □ 利益と損失を別々に足すことは，複式簿記として馴染みのある方法である．馴染みのない人は，なるべく身近な年長者に教えてもらうとよい．そのうえで差の数としての整数が，複式簿記と同じ考えに基づいて構成された数であることを理解する．

ここまでの定着のポイント（復習用）

- □ 自然数の和の交換性と結合性について，それぞれ式を用いて説明することができる．
- □ 自然数の積の交換性と結合性について，それぞれ式を用いて説明することができる．
- □ 自然数の累乗において，指数，底，冪の区別ができる．
- □ （発展）自然数の和の簡約性について説明することができる．
- □ （発展）相等が満たすべき三つの性質について説明することができる．

2.2　有理数 (rational number)

2.2.1　商の構成

　商 (quotient) または比 (ratio) の形式 a/b の a を分子 (numerator, 計算子),
b を分母 (denominator, 命名子) と呼び, $b \neq 0$ とする. 特に a を整数, b を
正の整数としたときの a/b を有理数と呼び, 符号は a の符号とする. a/b と
c/d が相等しいのは, 積 $a \times d$ と $b \times c$ が相等しいときとする. 商の和は, 分
母の名前をそろえてから分子の和を計算する. a/b を $\dfrac{a}{b}$ のように縦に並べ,

$$\frac{a}{b} + \frac{c}{d} = \frac{a \times d}{b \times d} + \frac{b \times c}{b \times d} = \frac{a \times d + b \times c}{b \times d}$$

とする. 和より積, 積より冪を優先する規約は知っていると思う. 積の記号
は重要でないので, 最後の分子は $ad + bc$ または $a \cdot d + b \cdot c$ でよい. 有理数
の計算では分配 (distributive) 法則 $(p + q) \cdot r = pr + qr$ が成り立つ.

　和の計算 $2 + 3 = 5$ と差の計算 $5 - 3 = 2$ が結局は同じことであったの
と同様に, 積の計算 $2 \times 3 = 6$ を商の計算 $6/2 = 3$ に書き換えることが
できる. $a \times 1 = a$ を書き換えると $a/1 = a$ となるので, 数の和は商の和
$(a/1) + (b/1) = (a + b)/1$ でもある. また商の計算では, 分母や分子が商で
もよく, 分数の分数はみな分数だという平等性を尊重して, 計算規則を整理
するのがよい. つまり以下で a, b などは一般に商である.

$$\frac{a}{b} \cdot b = a, \quad \frac{a}{b} \cdot \frac{c}{d} = \frac{ac}{bd}, \quad \frac{a}{b} = \frac{ad}{bd}, \quad \frac{a}{b} \Big/ \frac{c}{d} = \frac{a/b}{c/d} = \frac{a}{b} \cdot \frac{d}{c}.$$

$(c/d) \cdot (d/c) = 1$ なので, d/c を c/d の逆数 (inverse) と呼ぶ. 差が反数との
和であるように, 商 $(a/b)/(c/d)$ は逆数との積 $(a/b) \cdot (d/c)$ である.

　有理数を分数 (fraction) と呼ぶときは分子である整数と分母である正の整
数による表示 (presentation) を固定している. しかし, 相等しい数は区別し
ないという原則からは, 有理数は分数表示によらない数であり, 反対に分数
は数ではなく有理数を表示する形式である. 同じ有理数を表示する分数は無
数にある. そのうちで分母を最小化または少しでも小さくすることを約分
(reducing) と呼ぶ. 例えば $6/9$ を約分すると $2/3$ になる. 全ての有理数は,
それ以上約分できない既約 (reduced) 分数で表示することができる.

2.2.2　Euclid の互除法

負でない分数, 例えば 23/4 から, 次のように 1 をどんどん抜き出す.

$$\frac{23}{4} = \frac{4+19}{4} = 1 + \frac{19}{4} = 2 + \frac{15}{4} = \cdots = 5 + \frac{3}{4}\left(= 6 - \frac{1}{4}\right)$$

最後の負でない分数 3/4 は, 分子が分母より小さいことから, 真分数 (proper fraction) と呼ばれる. こうして分数を整数部分と真分数部分に分けることを Euclid の除法 (division) と呼ぶ. 次の除法の筆算 (long division) が役立つ.

$$
\begin{array}{r}
5 \\
\hline
4 \mid 2\ 3 \\
2\ 0 \\
\hline
3
\end{array}
$$

最上段が整数部分, 最下段が真分数部分の分子, すなわち剰余 (remainder) である. 上のように差を利用して分子の絶対 (absolute) 値をさらに小さくすることもある. ここで x の絶対値 $|x|$ は, x が正または 0 のとき $|x| = x$, x が負のとき $|x| = -x$ である. さて $20/4 = 5$ のように剰余が 0 のとき, 20 は 4 により整除される (divisible) とか, 4 は 20 の約数 (divisor) であるとか, 20 は 4 の倍数 (multiple) であるとか言う. 約分は整除を利用する計算である. 例えば, 45/108 の分子と分母は 9 で整除され, $\dfrac{45/9}{108/9} = \dfrac{5}{12}$ と約分される. この 5/12 が既約であるのは, 45/108 の分子と分母が共有する最大の約数, すなわち GCD (greatest common divisor, 最大公約数) が 9 だからである.

　正の真分数 a_1 が与えられたとき, 分子と分母を入れ換えてから Euclid の除法を行うと, 新たな真分数 a_2 が得られる. ここで a_1 の分子が分母を整除しない限り, a_2 は 0 でない. a_2 が 0 でないときは同様の操作をすると新たな真分数 a_3 が得られ, a_3 が 0 でなければ引き続き同様の操作をする. この操作は決して無限に続くことはなく, a_1 の分母や分子が大きい場合でも少ない回数で終わることが多い. 最後は a_n の分子が分母を整除することから, a_n の分子が a_n の分子と分母の GCD であることがわかる. ところで元の分数 a_1 の分子と分母の GCD は, 分子と分母を入れ換えてみても同じであ

り，さらに Euclid の除法によって真分数 a_2 にしてみても同じである．したがって最後の a_n の分子は最初の分数 a_1 の分子と分母の GCD である．このようにして機械的に a_1 の分子と分母の GCD を得る計算を，Euclid の互除法 (Euclidean algorithm) と呼ぶ．例えば 45 と 108 の GCD は

$$\frac{108}{45} = 2 + \frac{18}{45}, \quad \frac{45}{18} = 2 + \frac{9}{18}, \quad \frac{18}{9} = 2 \quad (\text{最後は約分に見える})$$

から 9 である．45/108 が約分できるなら 108/45 も約分できると考えるのは自然であり，あえて古代の人名がついているのは，最古のアルゴリズムだと誰もが認めるような，よくできた機械的計算だからである．

2.2.3　位取り記数法

n 進 (base-n) 数は n 個の文字だけを使って書かれる．10 進数と 2 進数の他によく使うのが 60 進数 (sexagesimal) である．60 種類の文字の代わりに 59 までの 10 進数を使い，位 (position, 位置) をセミコロン「;」で区切る．例えば $10; 5; 11_{(60)} = 10 \times 60^2 + 5 \times 60 + 11 = 36311$．これは 10 時間 5 分 11 秒が 36311 秒に等しいことを意味する[4]．この 10 進数を元の 60 進数に戻すには，次のように Euclid の除法を繰り返し用いればよい．

$$\frac{36311}{60} = 605 + \frac{11}{60}, \quad \frac{36311}{60^2} = \frac{605}{60} + \frac{11}{60^2} = 10 + \frac{5}{60} + \frac{11}{60^2}.$$

したがって $36311 = 10 \times 60^2 + 5 \times 60 + 11 = 10; 5; 11_{(60)}$．これは次のような筆算 (short division, 小学算数の素因数分解の筆算) で計算してもよい．

$$
\begin{array}{r}
6\,0\,|\ 3\,6\,3\,1\,1 \\
\hline
6\,0\,|\quad 6\,0\,5 \cdots 11 \\
\hline
1\,0 \cdots 5
\end{array}
\qquad
\left(
\frac{6\,0\,5}{60\,|\ 3\,6\,3\,1\,1} \text{ と } \frac{1\,0}{60\,|\ 6\,0\,5} \text{ を合体.}
\right)
$$

同様に，13 を 2 進表示したいときは，

$$\frac{13}{2} = 6 + \frac{1}{2}, \quad \frac{13}{2^2} = \frac{6}{2} + \frac{1}{2^2} = 3 + \frac{1}{2^2}, \quad \frac{13}{2^3} = \frac{3}{2} + \frac{1}{2^3} = 1 + \frac{1}{2} + \frac{1}{2^3}$$

---

[4] 60 進数はバビロニア数学以来 4000 年にわたって実際に使用され，今日の日常に古代の雰囲気を残す文化遺産である．古代バビロニアには，この 60 を変数と思うことに多項式の概念の萌芽があり，2 次方程式を解いて論理的思考力を鍛える習慣があった．

から $13 = 1 \times 2^3 + 1 \times 2^2 + 0 \times 2 + 1 = 1101_{(2)}$ とする（下の筆算）.

$$
\begin{array}{ll}
2| \ \underline{1\ 3} & \\
2| \ \underline{\ \ 6} \cdots 1 & \\
2| \ \underline{\ \ 3} \cdots 0 & \\
\ \ \ \ \ 1 \cdots 1 &
\end{array}
\qquad
読み方：\quad
\begin{array}{ll}
| \ 1\ 3 \ = \ 1101_{(2)} \\
| \ \underline{\quad} \cdots 1 \quad \uparrow 上へ \\
| \ \underline{\quad} \cdots 0 \quad \uparrow 上へ \\
\ \ \ \ 1 \cdots 1 \rightarrow 右へ
\end{array}
$$

2.2.4 部分分数分解

正の既約分数 a/b に Euclid の互除法を行えば，分子と分母の GCD である 1 が得られる．高校ではその計算を遡ることにより，方程式 $1 = ax + by$ の整数解 (x, y) を得た．方程式を $\dfrac{1}{ab} = \dfrac{x}{b} + \dfrac{y}{a}$ と変形して，両辺を整数倍すればわかるように，ab を分母とする全ての既約分数は，a を分母とする正の既約真分数と，b を分母とする正の既約真分数と，（0 や負かもしれない）整数の和に，一意に (uniquely, 唯一通りに) 分解される．

さて 1 は正の約数を一つだけ持つ．1 より大きい整数は，正の約数を二つだけ持つとき素 (prime) であると言う．1 より大きい全ての整数は，素数の積である素因数分解 (prime factorization) の表示を持ち，素数を小さい順に書くなどすれば一意である（算数の基本定理）．全ての既約分数は，分母の素因数分解から，素数の冪を分母とする正の既約真分数のいくつかと整数との和に，一意に分解される．また素数 p の冪 p^n を分母とする既約真分数は，分子を p 進数として書いて各位ごとに約分すると，分子が p より小さい真分数の和に分解される．つまり全ての有理数は，1 より小さい正の p 進有限小数と整数の和に，一意に分解される．これを部分分数分解 (partial fraction decomposition) と呼ぶ[5]．具体的には，例えば次の一意分解である．

$$
-\frac{59}{108} = \frac{1}{2} + \frac{1}{2^2} + \frac{2}{3} + \frac{1}{3^3} + (-2) \quad (= 0.11_{(2)} + 0.201_{(3)} + (-2)).
$$

---

[5] 若者が分数を計算できなくなったと言われるが，そう嘆く世代は単に反復練習をしただけであり，部分分数分解のような分数計算の神髄を理解したわけではない．分数はロゴス (logos, 比として理解された重い言葉) であり，世の中から消えたものである．しかし科学者にとっては，今でもギリシャの比の考えは非常に重要である．

ここまでの理解のポイント

□　有理数の構成と整数の構成の類似性について説明することができる.

□　Euclid の除法を，分数の計算として説明することができる.

□　Euclid の互除法の仕組みを，分数の計算として説明することができる.

□　10 進数から n 進数への表示の変更ができる.

□　部分分数分解について，論理的・抽象的に説明することができる.

ここまでの定着のポイント（復習用）

□　ものさしによる和の計算について理解し，次ページの問 1 と問 2 を解くことができる.

□　ものさしによる差の計算について理解し，次ページの問 4 と問 5 を解くことができる.

□　次ページの問 9 を筆算によって解くことができる.

□　次ページの問 10 程度の素因数分解ができる.

□　次ページの問 11 を解くことができる.

第2章の演習問題

1. 下図の目盛りを読んで $14 + 48$ と $14 + 97$ を求めよ.

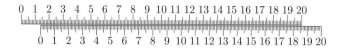

2. 下図の目盛りを読んで $56 + 48$ と $56 + 97$ を求めよ.

3. 次をまず2進数のまま計算し, 次に10進数に直してから計算せよ.
   (1) $111010_{(2)} + 110110_{(2)}$ (2) $11011_{(2)} \times 1101_{(2)}$ (3) $\left(111_{(2)}\right)^{11_{(2)}}$

4. 下図の目盛りを読んで $83 - 46$ と $126 - 89$ を求めよ.

5. 下図の目盛りを読んで $15 - 92$ と $78 - 155$ を求めよ.

6. 差の数の「相等」が反射性・対称性・推移性を持つことを示せ.

7. 次を計算せよ. (1) $\dfrac{2}{7} + \dfrac{2}{5} - \left(\dfrac{1}{7} + \dfrac{3}{5}\right)$ (2) $\dfrac{\dfrac{1}{7} - \dfrac{1}{5}}{\dfrac{5}{4} - 2}$

8. 分数 $\dfrac{245809}{364807}$ を分子と分母の GCD により約分せよ.

9. 19 を3進数および2進数として表示せよ.

10. 7212 を素因数分解せよ.

11. 25/27 が既約分数であることから, 601/675 を部分分数分解せよ.

第2章演習問題の解答

1. 62, 111　　2. 104, 153

3. (1) $1110000_{(2)} = 112$, $58 + 54 = 112$　　(2) $101011111_{(2)} = 351$, $27 \times 13 = 351$　　(3) $111_{(2)} \times 111_{(2)} \times 111_{(2)} = 101010111_{(2)} = 343$, $7^3 = 343$

4. 37, 37　　5. $-77, -77$

6. $a+b = b+a$ なので $[a-b] = [a-b]$. $[a-b] = [c-d]$ のとき, $a+d = b+c$ から $c+b = d+a$ なので $[c-d] = [a-b]$. $[a-b] = [c-d]$ かつ $[c-d] = [e-f]$ のとき, $a+d = b+c, c+f = d+e$ から $a+d+c+f = b+c+d+e$. 簡約して $a+f = b+e$ から $[a-b] = [e-f]$.

7. (1) $\dfrac{1}{7} - \dfrac{1}{5} = \dfrac{-2}{35}$　　(2) $\dfrac{-2/35}{-3/4} = \dfrac{2}{35} \cdot \dfrac{4}{3} = \dfrac{8}{105}$

8. $\dfrac{364807}{245809} = 1 + \dfrac{118998}{245809}$, $\quad \dfrac{245809}{118998} = 2 + \dfrac{7813}{118998}$,

$\dfrac{118998}{7813} = 15 + \dfrac{1803}{7813}$, $\quad \dfrac{7813}{1803} = 4 + \dfrac{601}{1803}$, $\quad \dfrac{1803}{601} = 3$ なので, 分子と分母の GCD は 601. $\dfrac{245809/601}{364807/601} = \dfrac{409}{607}$.

9. $\dfrac{19}{3} = 6 + \dfrac{1}{3}$, $\dfrac{19}{3^2} = 2 + \dfrac{1}{3^2}$ から $19 = 2 \cdot 3^2 + 0 \cdot 3 + 1 = 201_{(3)}$. 同様に $\dfrac{19}{2} = \cdots$ として $19 = 1 \cdot 2^4 + 0 \cdot 2^3 + 0 \cdot 2^2 + 1 \cdot 2 + 1 = 10011_{(2)}$.

10. $7212/2 = 3606, 3606/2 = 1803, 1803/3 = 601$ から $7218 = 2^2 \cdot 3 \cdot 601$. 601 が素数であることを知るには, $25^2 = 625$ より, 25 未満の素数 2,3,5,7,11,13,17,19,23 で整除されないことを確かめる.

11. $675 = 3^3 \times 5^2$. $\dfrac{3^3}{5^2} = \dfrac{27}{25} = 1 + \dfrac{\mathbf{2}}{25}$, $\dfrac{25}{\mathbf{2}} = 12 + \dfrac{1}{\mathbf{2}}$ から $1 = 25 - 12 \cdot \mathbf{2} = 25 - 12 \cdot (27 - 1 \cdot 25) = 13 \cdot 25 - 12 \cdot 27$ なので $\dfrac{1}{675} = \dfrac{13}{27} - \dfrac{12}{25}$. よって $\dfrac{601}{675} = 1 - \dfrac{74}{675} = 1 - \left(\dfrac{962}{27} - \dfrac{888}{25} \right) = \dfrac{10}{27} + \dfrac{13}{25}$. また $10 = 1 \cdot 3^2 + 0 \cdot 3 + 1$ $(= 101_{(3)})$, $13 = 2 \cdot 5 + 3$ $(= 23_{(5)})$ なので $\dfrac{601}{675} = \dfrac{1}{3} + \dfrac{1}{3^3} + \dfrac{2}{5} + \dfrac{3}{5^2}$ $(= 0.101_{(3)} + 0.23_{(5)})$.

第 **3** 章

代数

3.1 多項式 (polynomial)

3.1.1 式の展開

次の二つの積の計算を，どちらが実感として易しいか，比較してほしい.

$$
\begin{array}{r}
7\ 8 \\
7\ 8\ 9 \\
\hline
7\ 0\ 2 \\
6\ 2\ 4 \\
5\ 4\ 6 \\
\hline
6\ 1\ 5\ 4\ 2
\end{array}
\qquad
\begin{array}{r}
7\ 0\ 8 \\
7\ 0\ 8\ 0\ 9 \\
\hline
6\ 3\ 7\ 2 \\
5\ 6\ 6\ 4 \\
4\ 9\ 5\ 6 \\
\hline
5\ 0\ 1\ 3\ 2\ 7\ 7\ 2
\end{array}
$$

後者は 10 進数の積の計算 708×70809 であるが，位を二つづつまとめれば，100 進数の計算 $7; 8_{(100)} \times 7; 8; 9_{(100)}$ にも見える. 繰り上がりの計算が少ないという利点があるので，さらに n 進数の計算にする.

$$
\begin{array}{r}
7;\ 8 \\
7;\ 8;\ 9 \\
\hline
63;\ 72 \\
56;\ 64 \\
49;\ 56 \\
\hline
49;\ 112;\ 127;\ 72
\end{array}
\qquad
\begin{array}{r}
7n\ +\ 8 \\
7n^2\ +\ 8n\ +\ 9 \\
\hline
63n\ +\ 72 \\
56n^2\ +\ 64n \\
49n^3\ +\ 56n^2 \\
\hline
49n^3\ +\ 112n^2\ +\ 127n\ +\ 72
\end{array}
$$

これは n を変数 (variable) とする多項式の積を展開 (expand) する計算

$$(7n + 8)(7n^2 + 8n + 9) = 49n^3 + 112n^2 + 127n + 72$$

である．変数 n には様々な値を代入 (substitute) することができる．例えば $n = 10$ のとき $61\,542$，$n = 100$ のとき $50\,132\,772$ である．同じ計算を

$$(7a + 8b)(7a^2 + 8ab + 9b^2) = 49a^3 + 112a^2b + 127ab^2 + 72b^3$$

という 2 変数多項式の展開と見るには，下のように考えればよい．

$$
\begin{array}{rrr}
 & 7; & 8 \\
7; & 8; & 9 \\
\hline
 & 63; & 72 \\
56; & 64 & \\
49; & 56 & \\
\hline
49; & 112; & 127; \ 72
\end{array}
\qquad
\begin{array}{rrrr}
 & & 7a + & 8b \\
 & 7a^2b + & 8ab + & 9b^2 \\
\hline
 & & 63ab^2 + & 72b^3 \\
 & 56a^2b + & 64ab^2 & \\
49a^3 + & 56a^2b & & \\
\hline
49a^3 + & 112a^2b + & 127ab^2 + & 72b^3
\end{array}
$$

繰り上げのない整数の計算 $11^2 = 121$ の背後には 2 文字の多項式の計算 $(a+b)^2 = a^2 + 2ab + b^2$ がある．また $9^2 = 81$ のように，負の数を含む計算 $(a-b)^2 = a^2 - 2ab + b^2$ $(a = 10, b = 1)$ から出てくるものもある．

$$
\begin{array}{rr}
1; & -1 \\
1; & -1 \\
\hline
 & -1; \ 1 \\
1; & -1 \\
\hline
1; & -2; \ 1
\end{array}
\qquad
\begin{array}{rrr}
 & a - & b \\
 & a - & b \\
\hline
 & - & ab + b^2 \\
a^2 - & ab & \\
\hline
a^2 - & 2ab + & b^2
\end{array}
$$

同様に $(a+b)(a-b)$，$(a^2 + ab + b^2)(a-b)$，$(a^2 - ab + b^2)(a+b)$ は順に

$$
\begin{array}{rr}
1; & 1 \\
1; & -1 \\
\hline
 & -1; \ -1 \\
1; & 1 \\
\hline
1; & 0; \ -1
\end{array}
\qquad
\begin{array}{rrr}
1; & 1; & 1 \\
 & 1; & -1 \\
\hline
 & -1; & -1; \ -1 \\
1; & 1; & 1 \\
\hline
1; & 0; & 0; \ -1
\end{array}
\qquad
\begin{array}{rrr}
1; & -1; & 1 \\
 & 1; & 1 \\
\hline
 & 1; & -1; \ 1 \\
1; & -1; & 1 \\
\hline
1; & 0; & 0; \ 1
\end{array}
$$

から $a^2 - b^2$，$a^3 - b^3$，$a^3 + b^3$ となる．以上の筆算は，分配法則を利用した式 (expression, 書き方) の展開を表す．反対に展開された式を積の形の式に戻すことを因数分解 (factorization) と呼ぶ．

一般に式の展開は分配法則を使い，因数分解は過去の展開の記憶を使う．例えば3文字3次の難しい展開公式

$$(a+b+c)(a^2+b^2+c^2-bc-ca-ab)=a^3+b^3+c^3-3abc$$

や3文字4次のもっと難しい展開公式

$$(a+b+c)(-a+b+c)(a-b+c)(a+b-c)= -a^4-b^4-c^4 \\ +2b^2c^2+2c^2a^2+2a^2b^2$$

は分配法則を用いれば確かめられるが，公式 (formula, 慣用句) として覚えていないと因数分解ができない．また後で和分を学ぶときに

$$
\begin{array}{rrrrr}
1; & 1; & \cdots & 1; & 1 \\
 & & & 1; & -1 \\
\hline
-1; & -1; & \cdots & -1; & -1 \\
1; & 1; & 1; & \cdots & 1 \\
\hline
1; & 0; & 0; & \cdots & 0; & -1
\end{array}
$$

から得られる公式 $(1+r+r^2+\cdots+r^{n-1})(1-r)=1-r^n$ $(n \geq 1)$ を使う．

3.1.2 組立除法

x の多項式 $P(x)$ は，標準的な形で書くと

$$P(x)=a_nx^n+a_{n-1}x^{n-1}+\cdots+a_1x+a_0 \quad (a_n \neq 0)$$

である．n を $P(x)$ の次数 (degree) と呼び，$P(x)$ を n 次式と呼ぶ．各 a_kx^k を k 次の項 (term)，a_k を k 次の係数 (coefficient) と呼ぶ．また x^3+3x^2-2x+5 のように最高次の係数 a_n が1であるような多項式はモニック (monic, 単的) であると言う．モニックな多項式どうしの積はモニックである．分母がモニックな多項式で分子が多項式であるような商の形の式を有理式と呼ぶ．（分母がモニックでなくても，0でさえなければ，分母の最高次の係数によって約分すればよい．）分母が1次の有理式は Euclid の除法により，多項式と分子が0次の有理式との和に分解される．

次の筆算は有理式 $\dfrac{x^3 + 3x^2 - 2x + 5}{x + 3}$ を和 $x^2 - 2 + \dfrac{11}{x + 3}$ に分解する計算である．最上段の「商」[1] は，整数の場合より1桁左にずらして書く．

$$
\begin{array}{r|rrrr}
 & 1; & 0; & -2 & \\
\hline
1;\ 3 & 1; & 3; & -2; & 5 \\
 & 1; & 3 & & \\
\hline
 & 0; & -2 & & \\
 & 0; & 0 & & \\
\hline
 & & -2; & 5 & \\
 & & -2; & -6 & \\
\hline
 & & & 11 &
\end{array}
$$

筆算の縦方向の数字の重複をまとめて，分母の $1; 3$ の 3 をその反数 -3 で表すことにすれば，多くの差の計算が和に置き換わり，組立 (synthetic, 化学合成の) 除法と呼ばれる短い筆算

$$
\begin{array}{r|rrrr}
-3| & 1 & 3 & -2 & 5 \\
 & & -3 & 0 & 6 \\
\hline
 & 1 & 0 & -2 & |11
\end{array}
$$

になる．そのやり方は，$x + 3 = x - (-3)$ の -3 から始めて，元の分子 $x^3 + 3x^2 - 2x + 5$ の係数を最上段に書き，1段空けて横線を引いて，分子の最高次の係数である 1 をその線の下に写し，始めの -3 とこの 1 の積 -3 を，分子の次の係数 3 の下に書いて，縦方向の和 $3 + (-3) = 0$ を線の下に書き，また始めの -3 とこの 0 の積 0 を分子の次の係数 -2 の下に書いて，和 $-2 + 0 = -2$ を線の下に書き，また始めの -3 とこの -2 の積 6 を分子の最後の係数 5 の下に書いて，和 $5 + 6 = 11$ を線の下に書く．最後の 11 は除法の結果として得られる真分数部分の分子，すなわち剰余である．組立除法では「商」が下の段に現れるので，位取り記数法の筆算のように続けて割って

---

[1] 本書では，いわゆる「余りのある割り算」の考え方を避け，仮分数を帯分数に直す技法である Euclid の除法を基本とする．帯分数の整数部分（有理式の場合は多項式の部分）は，分子から剰余を除いた部分の商である．これを元の有理式が表す商と混同しないために，かぎ括弧をつけて「商」と書いた．

いくことができる.

$$
\begin{array}{r}
-3|\ 1\quad\ \ 3\ -2\quad\ 5 \\
-3\quad\ \ 0\quad\ 6 \\
\hline
-3|\ 1\quad\ \ 0\ -2\ |11 \\
-3\quad\ 9 \\
\hline
-3|\ 1\quad -3\ |\ 7 \\
-3 \\
\hline
1\ |-6
\end{array}
$$

この計算の意味を解釈すると,

$$\frac{x^3+3x^2-2x+5}{x+3}=x^2-2+\frac{11}{x+3},$$

$$\frac{x^3+3x^2-2x+5}{(x+3)^2}=\frac{x^2-2}{x+3}+\frac{11}{(x+3)^2}$$

$$=x-3+\frac{7}{x+3}+\frac{11}{(x+3)^2},$$

$$\frac{x^3+3x^2-2x+5}{(x+3)^3}=\frac{x-3}{x+3}+\frac{7}{(x+3)^2}+\frac{11}{(x+3)^3}$$

$$=1+\frac{-6}{x+3}+\frac{7}{(x+3)^2}+\frac{11}{(x+3)^3},$$

$$\therefore\ x^3+3x^2-2x+5=(x+3)^3-6(x+3)^2+7(x+3)+11.$$

ここで「$\therefore$」は「したがって (therefore)」を表す記号である（反対に向けた「$\because$」は「なぜなら (because)」を表す記号）. 要するに, 筆算の右下に現れる $1;-6;7;11$ は「$(x+3)$ 進数」だということである. 別の例も見よう.

$$
\begin{array}{r}
2|\ 2\ -6\quad\ 4\quad\ 6 \\
4\ -4\quad\ 0 \\
\hline
2|\ 2\ -2\quad\ 0\ |\ 6 \\
4\quad\ 4 \\
\hline
2|\ 2\quad\ 2\ |\ 4 \\
4 \\
\hline
2\ |\ 6
\end{array}
$$

意味は $2x^3-6x^2+4x+6=2(x-2)^3+6(x-2)^2+4(x-2)+6$ である.

3.1.3　実数

有理数の差 $a-b$ が正であることを，a は b より大きい（b は a より小さい）と言い，$a>b$ と書く（$b<a$ も可）．また $a-b$ が負でないことを，a は少なくとも b（b は高々 a）と言い，$a \geq b$ と書く．「$\geqq$」や以上，未満などの表現はなるべく避けたい．より大きい有理数が右に来るように，全ての有理数を直線上に順序よく並べることは可能だろうか？　分子が1の分数は無数にあり，全て $0<x<1$ の範囲にあるので，一定間隔では不可能である[2]．

全ての実数 (real number) が順序よく並んだ直線を考え，数直線 (number line) と呼び，$\mathbb{R}$ と書く．$\mathbb{R}$ には長さの単位 (unit) を間隔とする目盛りがあり，そこに整数の全体 $\mathbb{Z}$ が順序よく並ぶ．隣り合う二つの整数の間は，細かい目盛りによってさらに10等分され，分母が10の分数が並ぶ．さらに近づいてゆくと，分母が $10^2, 10^3, \ldots$ の分数がそれぞれ間隔 $1/(10^2), 1/(10^3), \ldots$ の目盛りの位置に並ぶ．こうして現れる10の冪を分母とする分数を10進分数 (decimal fraction) と呼ぶ．$1/7$ などは，有理数であるが，10進分数ではない．10進分数でない実数は目盛りの位置には永遠に書かれないが，際限なく細かい隙間に入ってゆくことにより，位置が固定される．このようにして有理数の全体 $\mathbb{Q}$ は数直線 $\mathbb{R}$ の部分集合となる．有限小数 (finite decimal, 有限10進数) とは，12.324 のように小数点「．」（正式にはコンマ「，」）で区切られた10進数であり，小数点の右が $k\,(\geq 0)$ 桁のとき，分母を 10^k とする10進分数を表す．例えば $12.324 = 12324/(10^3)$．有限小数で書けない実数は，次のような Euclid（ユークリッド）の除法の類似により無限小数 (infinite decimal) になる．

$$a = m + b\ (m \in \mathbb{Z},\ 0 \leq b < 1),\ 10b = n + c\ (n \in \mathbb{Z},\ 0 \leq c < 1), \ldots$$

有理数は，有限小数または循環小数 (recurring decimal) として書かれる．例えば $46/33 = 1.393939\cdots$．循環する理由は，分母が q の真分数が高々 q 種類であることから，上のような Euclid（ユークリッド）の除法の類似が，途中で止まらなければ，高々 q 回で同じ計算に回帰することによる．$46/33 = 1 + 13/33$，$130/33 = 3 + 31/33$，$310/33 = 9 + 13/33$ の次は既出の $130/33$ である．

---

[2] 大小の順を無視すれば，全ての有理数を一定間隔に並べることができる．正の既約分数を分子と分母の和が小さいものから並べ，負の数はそれらの間などに並べればよい．

3.1.4　関数と方程式

多項式 $P(x)$ の x に実数を代入すれば実数が得られる．代入する実数を変数 x の値 (value)，得られる実数を多項式 $P(x)$ の値と呼ぶ．一般に変数 x, y の間に f という関係があって，x の値を定めれば y の値も定まるとき，x を y に写す写像 (mapping) が正しくできる．このことから f を **function (機能)** と呼び，$y = f(x)$ と書く．ここで x は定義域 (domain, 領土) と呼ばれる集合 A の要素，y はターゲットと呼ばれる集合（通常は $\mathbb{R}$）の要素である．$f(x)$ という書き方は，A の任意の[3]要素 x を $f(x)$ に代入または入力 (input) すると，f の値が出力 (output) される不思議な函 (はこ) に見立てたものである．意味と発音から function を中国語で函数 (hánshù) と書く．日本には「当用漢字」を当てて関数と書いた習慣が残る．関数の相等を表す式 $f(x) = g(x)$ は，x の条件を表すとき，方程式 (equation)，詳しくは条件方程式と呼ばれる．他方，全ての x について成り立つ式 $f(x) = g(x)$ は恒等式 (identity) と呼ばれる．$f(x) = g(x)$ は $f(x) - g(x) = 0$ と同値なので，方程式の右辺は 0 が好まれる．方程式 $f(x) = 0$ を部分集合 $\{x \in A \mid f(x) = 0\}$ の定義方程式と呼び，反対にこの部分集合の要素を方程式 $f(x) = 0$ の解と呼ぶ．

　n 次多項式 $P(x)$ に対し，関数 $y = P(x)$ を n 次関数と呼び，$P(x) = 0$ を n 次方程式と呼ぶ．多項式の計算を代数 (algebra) と呼ぶことから代数関数，代数方程式という言い方もある．また $P(x)$ がモニックのときは，$P(x) = 0$ を既約 n 次方程式と呼ぶ．他方，$y = P(x)$ を方程式と考えることも可能であり，解の集合は $\{(c, P(c)) \mid c \in \mathbb{R}\}$ である．

　面積が $a\,(\geq 0)$ の正方形の一辺の長さを x とすると，x は方程式 $x^2 = a$ の負でない解である．この x を $\sqrt{a}$ と書き，a の負でない平方根 (square root) と呼ぶ．方程式 $x^2 + 2px + p^2 = 0$ を $p^2 - q > 0$ のときに解くと，

$$x^2 + 2px + p^2 = p^2 - q \quad \therefore x + p = \pm\sqrt{p^2 - q} \quad \therefore x = -p \pm \sqrt{p^2 - q}.$$

複号「$\pm$」があるので解は二つある．高校で学んだように，$p^2 - q = 0$ のときは，2 解が重なった重複度 2 の解（2 重解）が得られると考える．

---

[3] 意味的には，任意の (any)，あらゆる (every)，それぞれの (each)，勝手な (arbitrary)，与えられた (given) は全ての (all) の言い換えである．また適当な (suitable)，都合のよい (nice)，X が存在して (There exist(s) X such that) はある (some) の言い換えである．

3.1.5　関数のグラフ

集合 A, B の直積 (direct product) または Descartes（ラテン名 Cartesius）積とは，要素の対 (a, b) $(a \in A, b \in B)$ の集合である．n 個の $\mathbb{R}$ の直積 $\mathbb{R}^n = \{(x_1, \ldots, x_n) \mid x_1, \ldots, x_n \in \mathbb{R}\}$ の要素は実数の組 (tuple) である．平面 (plane) 上に x 軸 (x-axis)，y 軸という互いに直交する (orthogonal) 直線をとり，交点 O を原点 (the origin) と呼ぶ．下図のように点 P から各軸に下した垂線の足 (foot of dropped perpendicular) が表す実数 a, b を P の座標 (coordinate) と呼ぶ．ただし $O = (0, 0)$ とする．点 P を組 (a, b) と同一視し，$\mathbb{R}^2 = \{(x, y) \mid x, y \in \mathbb{R}\}$ を座標平面または 2 次元座標空間と呼ぶ．

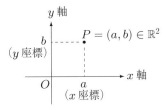

同様に考えて，$\mathbb{R}^n$ を n 次元座標空間と呼ぶ．このような空間の部分集合を図形と呼ぶ．$\mathbb{R}^2$ に x と y の方程式が定める図形は，動点の軌跡を表すとき，曲線 (curve) と呼ばれる．方程式 $y = f(x)$ が定める図形は，動点 $(c, f(c))$ の軌跡を表し，$f(x)$ のグラフ (graph) と呼ばれる[4]．実数 p, q に対して任意の点 (x, y) を点 $(x + p, y + q)$ に写す写像を (p, q) 方向の平行移動 (translation) と呼ぶ．関数 $y = f(x)$ のグラフを (p, q) 方向に平行移動すると関数 $y = f(x - p) + q$ のグラフになる．例えば $y = f(x) = x^3 - 6x^2 + 8x - 2$ のグラフを $(-2, 2)$ 方向に平行移動すると $y = f(x + 2) + 2$ のグラフになる．その前に 10 進数を n 進数で書くときと同じ発想により，次のように Euclid の除法を繰り返して，$f(x) = x^3 - 6x^2 + 8x - 2 = (x - 2)^3 - 4(x - 2) - 2$ と変形しておくのはよいことである（x 進数から $x - 2$ 進数への移行）．この変形の後で平行移動を行えば，容易に $y = f(x + 2) + 2 = x^3 - 4x$ が得られる．

---

[4] 普通の関数概念に収まらないもの（「多価関数」や「陰関数」など）を考えて最適化問題などを解こうとするとき，関数を単なる写像ではなく曲線として図形的に捉えた経験が役立つことになる．

$$
\begin{array}{r|rrr}
2| & 1 & -6 & 8 & -2 \\
   &   & 2 & -8 & 0 \\
\hline
2| & 1 & -4 & 0 & |-2 \\
   &   & 2 & -4 & \\
\hline
2| & 1 & -2 & |-4 & \\
   &   & 2 & & \\
\hline
   & 1 & |0 & & \\
\end{array}
$$

$y = f(x)$ が偶関数とは，グラフが y 軸対称（つまり $f(-x) = f(x)$）のことであり，奇関数とは，グラフが原点対称（つまり $f(-x) = -f(x)$）のことである．代数関数は，奇数次の項がないとき偶関数，偶数次の項がないとき奇関数である．2 次関数 $y = ax^2 + bx + c\ (a \neq 0)$ は $\left(\dfrac{b}{2a}, 0\right)$ 方向の平行移動で偶関数となる．また 3 次関数 $y = f(x) = ax^3 + bx^2 + cx + d\ (a \neq 0)$ は $\left(\dfrac{b}{3a}, -f\left(-\dfrac{b}{3a}\right)\right)$ 方向の平行移動で奇関数となる（確かめよ）．

3.1.6 Horner の方法

Euclid の除法 $\dfrac{P(x)}{x-a} = Q(x) + \dfrac{R}{x-a}$ から $P(x) = (x-a)Q(x) + R$ なので，$P(a) = R$ である（剰余の定理）．例えば $P(x) = x^3 - 6x^2 + 8x - 2$ に $x = 2.02$ を代入するには，直接代入するより組立除法を使うほうが速い．

$$
\begin{array}{r|rrrr}
2.02| & 1 & -6 & 8 & -2 \\
      &   & 2.02 & -8.0396 & -0.079992 \\
\hline
      & 1 & -3.98 & -0.0396 & |-2.079992\ (=P(2.02)) \\
\end{array}
$$

また上のように $(x-2)$ による組立除法を繰り返して「$(x-2)$ 進数」にしてから，$P(2.02) = (2.02 - 2)^3 - 4 \cdot (2.02 - 2) - 2 = -2.079992$ とするのは秀逸であり，およそ $-4 \cdot (2.02 - 2) - 2 = -2.08$ であることにも気付く．

$a \geq 0$ を整数として，$P(a)P(a+1) < 0$ とすると，方程式 $P(x) = 0$ は a を整数部分とする解を持つ．組立除法で $P(x)$ を $(x-a)$ の多項式に書き換え，$(x-a)$ をあらためて x と書いたものを $Q(x)$ とすると，$Q(0)Q(1) < 0$ である．このとき $R(x) = Q(x/10)$ について，$R(x) = 0$ の解は $Q(x) = 0$ の

解の 10 倍であり，$R(0)R(10) < 0$ である．$x = 0, 1, \ldots, 9$ として $R(x)$ の符号変化を見れば，$R(x) = 0$ の解の整数部分，つまり $P(x) = 0$ の解の小数第 1 位がわかる．$P(x)$ の代わりに $R(x)$ に定数を掛けてモニックにしたものを用いて同様のことをすると，$R(x) = 0$ の解の小数第 1 位，つまり $P(x) = 0$ の解の小数第 2 位がわかる．このようにして $P(x) = 0$ の無限小数解を必要な精度において求めることを Horner の方法と呼ぶ．

問題 3.1

問 1. 次の暗算法を試せ．$(10a+b)c = 10ac+bc$ から $56 \times 7 = 350+42 = 392$．
$(10 + a)(10 + b) = 100 + ab + 10(a + b)$ から $16 \times 17 = 142 + 130 = 272$．

　　(1) 23×6　　　(2) 24×9　　　(3) 17×14　　　(4) 17×19

問 2. 第 1 章の命題関数 $P(x)$ は，真理値を値とする関数と思うことができる．$P(0)$ が真であり，全ての自然数 n に対して「$P(n)$ ならば $P(n+1)$」が真であることを証明すれば，数学的帰納法の原理と呼ばれる公理 (axiom, 証明しないこと) によって，全ての自然数 n に対して $P(n)$ は真である．ここで帰納 (induction) は演繹の反対語であるが，$P(0)$ や「$P(n)$ ならば $P(n+1)$」は演繹で示す．次を示せ：$n > 0 \Rightarrow (1 + \cdots + r^{n-1})(1 - r) = 1 - r^n$．

問 3. $f(x) = 2x^3 - 6x^2 + 4x + 6$ のとき $f(2.1)$ を求めよ．

解答．問 1 (1) 138　(2) 216　(3) 238　(4) 323

問 2 「$n > 0 \Rightarrow (1 + \cdots + r^{n-1})(1 - r) = 1 - r^n$」を $P(n)$ とすると，$0 > 0$ は偽だから $P(0)$ は真．$P(1)$ は真だから $P(0) \Rightarrow P(1)$ も真．$n > 0$ のとき $P(n)$ は $(1 + \cdots + r^{n-1})(1 - r) = 1 - r^n$．展開 $r^n(1 - r) = r^n - r^{n+1}$ は真なので，$P(n) \Rightarrow P(n+1)$ も真．

問 3　右の筆算から
$$f(2.1) = 2(2.1 - 2)^3 + 6(2.1 - 2)^2 + 4(2.1 - 2) + 6$$
$$= 6.462.$$

$$\left(\text{あるいは直接} \quad \begin{array}{c|cccc} 2.1| & 2 & -6 & 4 & 6 \\ & & 4.2 & -3.78 & 0.462 \\ \hline & 2 & -1.8 & 0.22 & | \; 6.462 \end{array} \right)$$

$$\begin{array}{c|cccc} 2| & 2 & -6 & 4 & 6 \\ & & 4 & -4 & 0 \\ \hline 2| & 2 & -2 & 0 & | \; 6 \\ & & 4 & 4 & \\ \hline 2| & 2 & 2 & | \; 4 & \\ & & 4 & & \\ \hline & 2 & | \; 6 & & \end{array}$$

第3章の演習問題（その1）

1. 57/13 を循環小数として表示せよ.

2. 全ての自然数 n について不等式 $2^n > n$ が成り立つことを，数学的帰納法の原理を利用して証明せよ.

3. 方程式 $x^2 - 2\sqrt{3}x + 1 = 0$ の解を求めよ.

4. 次を計算せよ.

   (1) $(\sqrt{3} + \sqrt{2})(\sqrt{3} - \sqrt{2})$ (2) $\dfrac{\sqrt{3} - \sqrt{2}}{\sqrt{3} + \sqrt{2}}$

5. $x = \sqrt{6} \pm \sqrt{5}$ を解とする既約2次方程式を求めよ.

6. (1) 関数 $y = 2x^2 + 4x + 3$ のグラフを $(-2, 1)$ 方向に平行移動したものは，何の関数のグラフであるかを答えよ.
(2) 関数 $y = 2x^2 + 4x + 3$ のグラフを $(1, -1)$ 方向に平行移動したものは，何の関数のグラフであるかを答えよ.
(3) 関数 $y = 2x^2 + 4x + 3$ のグラフの対称軸を求めよ.

7. 関数 $y = f(x) = 2x^3 - 6x^2 + 4x + 2$ のグラフの対称の中心を求め，対称の中心が原点になるように平行移動したものを求めよ.

8. 4次関数のグラフには一般に対称軸が存在しないことを示せ.

9. 多項式 $P(x) = 4x^3 - 3x^2 + 2x - 1$ について $P(3.01)$ の値を求めよ.

10. 方程式 $x^2 - x - 1 = 0$ について，$1 < x < 2$ の範囲にある解を無限小数で表すとき，その小数第5位までを Horner の方法で求めよ.

第3章演習問題（その1）の解答

1. $4.(384615) = 4.384615384615\cdots$

2. $2^0 > 0$ である. $2^n > n$ ならば $2^{n+1} > 2n+1 \geq n+1$ である. 数学的帰納法の原理から, 全ての n について $2^n > n$ である.　　3. $x = \sqrt{3} \pm \sqrt{2}$

4. (1) $3 - 2 = 1$　　(2) $5 - 2\sqrt{6}$　　　5. $x^2 - 2\sqrt{6}x + 1 = 0$

6. (1) $y = 2x^2 + 12x + 20$　　(2) $y = 2x^2$　　(3) $x = -1$

7. 対称の中心は $(1,2)$ である. 平行移動すると $y = 2x^3 - 2x$ になる.

8. 4次関数は $a \neq 0$ と b, c, p, q を定数として, $y = a(x-p)^4 + b(x-p)^2 + c(x-p) + q$ と書くことができる. $c = 0$ のときは対称軸 $x = p$ を持つが, $c \neq 0$ のときは, 平行移動しても偶関数にならず, 対称軸を持たない.

9. $f(3.01) = 4 \cdot (0.01)^3 + 33 \cdot (0.01)^2 + 92 \cdot 0.01 + 86 = 86.923304.$

　　これは次の筆算による.

$$
\begin{array}{r|rrrr}
3 & 4 & -3 & 2 & -1 \\
  &   & 12 & 27 & 87 \\
\hline
3 & 4 & 9 & 29 & \mid 86 \\
  &   & 12 & 63 & \\
\hline
3 & 4 & 21 & \mid 92 & \\
  &   & 12 & & \\
\hline
  & 4 & \mid 33 & &
\end{array}
$$

10.

$$
\begin{array}{r|rrr}
1 & 1 & -1 & -1 \\
  &   & 1 & 0 \\
\hline
1 & 1 & 0 & \mid -1(<0) \\
  &   & 1 & \\
\hline
  & 1 & \mid 1 &
\end{array}
\qquad
\begin{array}{r|rrr}
6 & 1 & 10 & -100 \\
  &   & 6 & 96 \\
\hline
6 & 1 & 16 & \mid -4(<0) \\
  &   & 6 & \\
\hline
  & 1 & \mid 22 &
\end{array}
\qquad
\begin{array}{r|rrr}
1 & 1 & 220 & -400 \\
  &   & 1 & 221 \\
\hline
1 & 1 & 221 & \mid -179(<0) \\
  &   & 1 & \\
\hline
  & 1 & \mid 222 &
\end{array}
$$

$$
\begin{array}{r|rrr}
8 & 1 & 2220 & -17900 \\
  &   & 8 & 17824 \\
\hline
8 & 1 & 2228 & \mid -76(<0) \\
  &   & 8 & \\
\hline
  & 1 & \mid 2236 &
\end{array}
\qquad
\begin{array}{r|rrr}
3 & 1 & 223600 & -760000 \\
  &   & 3 & 670809 \\
\hline
  & 1 & 223603 & \mid -89191(<0)
\end{array}
$$

$$\therefore x = 1.61803\cdots.$$

（注）上の 6,1,8,3 は, 剰余の符号が変化しない範囲でぎりぎり大きくした.

ここまでの理解のポイント

□ 多項式の展開公式の導き方について，具体的に説明することができる．

□ 組立除法の仕方について，具体的に説明することができる．

□ 10 進分数，有限小数，循環小数，実数について，理論的・抽象的に説明することができる．

□ 関数や写像の定義域とターゲットについて，論理的・抽象的に説明することができる．

□ モニックな 2 次方程式を，平方根を用いて一般的に解くことができる．

□ $\mathbb{R}^n$ という記号の意味について説明することができる．

□ 2 次関数をグラフの平行移動によって偶関数にすることができる．単に個別の問題を解くのではなく，公式として書き，具体例に適用することができる．

□ 3 次関数をグラフの平行移動によって奇関数にすることができる．単に個別の問題を解くのではなく，公式として書き，具体例に適用することができる．

□ 10 進数を n 進数に書き換える筆算と，関数を平行移動する組立除法の繰り返しを，同じ仕組みとして論じることができる．

□ 組立除法は，関数の値を計算する方法として優れていることを理解し，活用することができる．

□ 例えば $\sqrt{3}$ の近似値を，$x^2 - 3 = 0$ の小数解として得ようとするとき，Horner の方法が有効であることを説明することができる．

□ 問題 3.1 の問 2 の解答について，議論が遠回りで滑稽である点を含めてよく理解し，批評することができる．

ここまでの定着のポイント（復習用）

□ 第 3 章演習問題（その 1）について，似た問題を解くことができる．

3.2 行列 (matrix)

3.2.1 多変量変数

次のように配置した $x_1, \ldots, x_n$ をまとめて $\boldsymbol{x}$（太文字）または $\vec{x}$ と書く.

$$
\text{行ベクトル (row-vector)}\, [x_1 \ \cdots \ x_n], \quad \text{列 (column-) ベクトル} \begin{bmatrix} x_1 \\ \vdots \\ x_n \end{bmatrix}.
$$

これらは $\mathbb{R}^n$ の点を表し, n 次元ベクトルと呼ばれる. 一般にまとめて書いた文字を多変量変数 (multivariate variable) と呼び, 行や列に限らない様々な配置を考える. まとめない普通の変数をスカラー (scalar) と呼ぶ.

行ベクトルのスカラー倍 $c[x_1 \ \cdots \ x_n] = [cx_1 \ \cdots \ cx_n]$ と和 $[x_1 \ \cdots \ x_n] + [y_1 \ \cdots \ y_n] = [x_1 + y_1 \ \cdots \ x_n + y_n]$ は, 中学理科の力のつりあいを理解するのに役立つ. 一般にスカラー倍と和が定義されるものをベクトルと呼ぶ. 多変量変数はベクトルであるが, 他にも様々なベクトルがある. 例えば, 関数は $cf(x)$ と $f(x) + g(x)$ が定義されるのだからベクトルである.

$\boldsymbol{x} = [x_1 \ \cdots \ x_n]$ と $\boldsymbol{y} = [y_1 \ \cdots \ y_n]$ の差 $\boldsymbol{x} - \boldsymbol{y}$ は, 終点 $\boldsymbol{x}$ に始点 $\boldsymbol{y}$ から引いた矢印を表す. 平行移動により $(\boldsymbol{x} - \boldsymbol{p}) - (\boldsymbol{y} - \boldsymbol{p})$ と同一視される. 原点を $\boldsymbol{0}$ と書くと, $\boldsymbol{x} - \boldsymbol{0}$ の終点は $\boldsymbol{x}$ である. また $\boldsymbol{x}$ と $\boldsymbol{y}$ の内積 (inner product) を $\boldsymbol{x} \cdot \boldsymbol{y} = x_1 y_1 + \cdots + x_n y_n$ で定め, $\boldsymbol{x}$ のノルム (norm, 大きさ) または長さを $\|\boldsymbol{x}\| = \sqrt{\boldsymbol{x} \cdot \boldsymbol{x}} = \sqrt{x_1{}^2 + \cdots + x_n{}^2}$ とする. ノルムが1のベクトルを単位ベクトルと呼ぶ. 三角形 $\boldsymbol{0xy}$ で, $\angle \boldsymbol{0} = s$ とすると, 余弦定理から

$$
\|\boldsymbol{x}\| \|\boldsymbol{y}\| \cos(s) = \frac{\|\boldsymbol{x}\|^2 + \|\boldsymbol{y}\|^2 - \|\boldsymbol{x} - \boldsymbol{y}\|^2}{2} = x_1 y_1 + \cdots + x_n y_n = \boldsymbol{x} \cdot \boldsymbol{y}
$$

であり, $s = 90°$ のとき $\boldsymbol{x} \cdot \boldsymbol{y} = 0$ である. 始点 $\boldsymbol{p}$ が固定され, 終点 $\boldsymbol{x}$ が動くベクトル $\boldsymbol{x} - \boldsymbol{p}$ と, 固定されたベクトル $\boldsymbol{v} = (\boldsymbol{v} + \boldsymbol{p}) - \boldsymbol{p}$ のなす角が $90°$ のとき, つまり $\boldsymbol{x}$ が方程式 $\boldsymbol{v} \cdot (\boldsymbol{x} - \boldsymbol{p}) = 0$ を満たすとき, $\boldsymbol{x}$ の全体は, $\boldsymbol{p}$ を通り $\boldsymbol{v}$ に垂直な超 (hyper-) 平面という図形になる. 1次関数 $y = a_1 x_1 + \cdots + a_n x_n + c$ のグラフは, y 切片と呼ばれる点 $(0, \ldots, 0, c) \in \mathbb{R}^{n+1}$ を通り, $[a_1 \ \cdots \ a_n \ -1]$ に垂直な超平面である. $n = 1, 2$ のときは高校で学んだ直線と平面である.

二つの添え字を持つ文字の集まり $A = [a_{ij}]_{1 \leq i \leq m, 1 \leq j \leq n}$ を (m, n)-行列と呼び，$m = n$ のとき n 次正方行列と呼ぶ．例えば $a_{11} = 1$, $a_{12} = 2$, $a_{13} = 3$, $a_{21} = 4$, $a_{22} = 5$, $a_{23} = 6$ の集まりは $(2, 3)$-行列である．配置としての A は，行ベクトル $[\, a_{i1} \cdots a_{in} \,]$ を $i = 1, \ldots, m$ の順に上から並べる[5]．つまり $A = \begin{bmatrix} 1 & 2 & 3 \\ 4 & 5 & 6 \end{bmatrix}$．あるいは $\begin{bmatrix} 1 \\ 4 \end{bmatrix}$ などの列ベクトルを左から並べてもよい．

3.2.2 行列積

$\displaystyle\sum_{k=1}^{n} c_k$ は c_k の和 $c_1 + \cdots + c_n$ を表す．(m, n)-行列 $A = [a_{ij}]$ は，n 次元列ベクトル $\boldsymbol{x}$ を m 次元列ベクトル $\boldsymbol{y}$ に $y_i = \displaystyle\sum_{j=1}^{n} a_{ij} x_j$ によって写すものと考える．これを $\boldsymbol{y} = A\boldsymbol{x}$ と書き，線形写像と呼ぶ．さらに $\boldsymbol{y}$ を，(l, m)-行列 $B = [b_{ij}]$ で，l 次元ベクトル $\boldsymbol{z} = B\boldsymbol{y} = BA\boldsymbol{x}$ に写すとき，現れる積 BA は $c_{ij} = \displaystyle\sum_{k=1}^{n} b_{ik} a_{kj}$ として得られる (l, n)-行列 $[c_{ij}]$ である[6]．

例．$B = \begin{bmatrix} 1 & 1 \\ -2 & 1 \\ 2 & -1 \end{bmatrix}$ と上の A に対し，$AB = \begin{bmatrix} 3 & 0 \\ 6 & 3 \end{bmatrix}$, $BA = \begin{bmatrix} 5 & 7 & 9 \\ 2 & 1 & 0 \\ -2 & -1 & 0 \end{bmatrix}$.

筆算

	1	1				1	2	3
	-2	1				4	5	6
	2	-1			1	1	5	7	9
1 2 3	3	0	$(= 1 \cdot 1 + 2 \cdot 1 + 3 \cdot (-1))$		-2	1	2	1	0
4 5 6	6	3			2	-1	-2	-1	0

---

[5] Sylvester（シルベスター）が matrix (母胎) と呼んだのは determinant (決定子) が詰め込まれた様子であるが，これを行と列を併せて行列と訳したのは，明治生まれの藤原松三郎と高木貞治である．一般次元の直方体状の配置は訳さずテンソル (tensor, 張筋) と言う．

[6] BA が定義される場合でも AB が定義されるとは限らない．A と B が同じ次数の正方行列のときでも，AB と BA が一致するのは珍しいことである．

3.2.3 単位行列と逆行列

δ_{ij} は $i = j$ のとき 1, $i \neq j$ のとき 0 とする (Kronecker の δ 関数[7]). n 次正方行列 $1_n = [\delta_{ij}]$ を n 次単位 (unit) 行列と呼び, 列ベクトルによって $1_n = [e_1 \cdots e_n]$ と書く. 任意の (m,n)-行列 A について, $A1_n = A$, $1_m A = A$ が成り立つ. また n 次正方行列 $A = [p_1 \cdots p_n]$ が $AB = BA = 1_n$ となる相方 B を持つとき, A は正則 (regular) であると言い, B を A^{-1} と書いて A の逆 (inverse) 行列と呼ぶ. このとき任意の n 次元列ベクトル

x に対して, $x = Ay$ を満たす $y = \begin{bmatrix} y_1 \\ \vdots \\ y_n \end{bmatrix}$ が $y = A^{-1}x$ によって定まる.

$x = y_1 p_1 + \cdots + y_n p_n$ の係数 $(y_1, \cdots, y_n)$ を基底 (basis) $p_1, \ldots, p_n$ に関する x の座標と呼ぶ. 元々の標準的な座標 $(x_1, \ldots, x_n)$ は, 標準基底 $e_1, \ldots, e_n$ に関する座標だったというわけである.

3.2.4 行列式

n 次正方行列 $A = [a_{ij}]$ の非自明な関数 $f(A)$ で, $f(AB) = f(A)f(B)$ を満たすものがある[8]. 行列式 (determinant, 決定子)[9] $|A| = |a_{ij}|$ はそのような関数である. $n = 1$ の場合は $|a_{11}| = a_{11}$ であり, 絶対値とは文脈で区別する. $A = [p_1 \cdots p_n]$ として $|A|$ を変数 $p_1, \ldots, p_n$ の関数と見たものは, 各変数について線形写像である (多重線形性). また任意の二つの変数を入れ換えると, $|A|$ の絶対値は変わらず符号だけが変わる (交代性). そして $|1_n| = 1$ である (正規性). これら三つの性質は行列式を一意に定める. 構成としては, n 次行列式を $n-1$ 次行列式から次で定めればよい: A から第 1 行と第 j 列を除いた $n-1$ 次行列の行列式を d_j として $|A| = \sum_{j=1}^{n} (-1)^{j+1} a_{1j} d_j.$ この構成は, 次に述べる Cramer の公式から発見されるべきものである.

---

[7] δ は d に対応するギリシャ文字デルタ (delta) の小文字である. 大文字は Δ. 後でさらに小文字の丸文字 ∂ や, 上下逆の大文字 ∇ (ナブラ, nabla) を区別して使う.

[8] $f(A) = 1$ という定数が $f(AB) = f(A)f(B)$ を満たすのは自明 (trivial, つまらない).

[9] 発見者は 13 世紀中国の楊輝とされるが, 現在の数学にはつながっていない.

(m, n)-行列 $A = [a_{ij}]$ に対応する (n, m)-行列 $A^{\mathrm{T}} = [a_{ji}]$ を A の転置 (transpose) と呼ぶ. 再度転置すれば $A^{\mathrm{TT}} = A$ となる. 積の筆算を丸ごと「転置」すれば, 積の順序も入れ換わり, $(AB)^{\mathrm{T}} = B^{\mathrm{T}}(A^{\mathrm{T}})$ となる. また A が正則のとき $(A^{\mathrm{T}})^{-1} = (A^{-1})^{\mathrm{T}}$ である.

Cramer の公式. n 次正方行列 A から第 i 行と第 j 列を除いた $n-1$ 次行列の行列式を $(-1)^{i+j}$ 倍したものを $\widetilde{a}_{ij}$ と書き, $\widetilde{A} = [\widetilde{a}_{ij}]$ を余因子行列と呼ぶ. このとき $A\left(\widetilde{A}^{\mathrm{T}}\right) = \widetilde{A}^{\mathrm{T}}A = A^{\mathrm{T}}\widetilde{A} = \widetilde{A}\left(A^{\mathrm{T}}\right) = |A|1_n$ である. 特に $|A| \neq 0$ のときは**逆行列を求める公式** $A^{-1} = \dfrac{1}{|A|}\widetilde{A}^{\mathrm{T}}$ である.（他方 $|A| = 0$ のとき, $|A^{-1}A| = 0$ は $|1_n| = 1$ と矛盾するので, A は正則でない.）

1_n のスカラー倍が現れるのが驚きであり, そのスカラーが行列式である. $n = 2$ のとき $\begin{bmatrix} a_{11} & a_{12} \\ a_{21} & a_{22} \end{bmatrix}\begin{bmatrix} a_{22} & -a_{12} \\ -a_{21} & a_{11} \end{bmatrix} = \begin{bmatrix} a_{11}a_{22} - a_{12}a_{21} & 0 \\ 0 & a_{11}a_{22} - a_{12}a_{21} \end{bmatrix}$ であり, 2次の行列式は $|A| = a_{11}a_{22} - a_{12}a_{21} = |A^{\mathrm{T}}|$ である. これを利用すれば3次の余因子行列と3次の行列式が計算できて, 以下同様である. $|A|$ の絶対値は, A の定める線形写像が $\mathbb{R}^n$ の図形の体積を変える比率を表す. また $|A|$ の符号は写像が $\mathbb{R}^n$ の向き (orientation)[10] を変えれば負になる.

問題 3.2（その 1）

問. $\boldsymbol{x} = \begin{bmatrix} x_1 \\ x_2 \end{bmatrix}$ の基底 $\boldsymbol{p}_1 = \begin{bmatrix} 3 \\ 1 \end{bmatrix}$, $\boldsymbol{p}_2 = \begin{bmatrix} 5 \\ 2 \end{bmatrix}$ に関する座標を求めよ.

解答. $A = [\boldsymbol{p}_1\ \boldsymbol{p}_2] = \begin{bmatrix} 3 & 5 \\ 1 & 2 \end{bmatrix}$ は $|A| = 1$ より正則で, $A^{-1} = \dfrac{1}{|A|}\widetilde{A}^{\mathrm{T}} = \begin{bmatrix} 2 & -5 \\ -1 & 3 \end{bmatrix}$. $\boldsymbol{y} = A^{-1}\boldsymbol{x}$ を計算して $(y_1, y_2) = (2x_1 - 5x_2, -x_1 + 3x_2)$.

---

[10] 向きは中学理科の Fleming の左手の法則に現れる. 右手でやると間違える.

3.2.5   2 次形式

$A^{\mathrm{T}} = A$ を満たす n 次正方行列 A を対称行列と呼ぶ. 列ベクトル $\boldsymbol{x}$ に関する次の 2 次関数を, A を係数とする 2 次形式 (quadratic form) と呼ぶ.

$$y = \boldsymbol{x}^{\mathrm{T}} A \boldsymbol{x} = \begin{bmatrix} x_1 & \cdots & x_n \end{bmatrix} \begin{bmatrix} a_{11} & \cdots & a_{1n} \\ \vdots & \ddots & \vdots \\ a_{n1} & \cdots & a_{nn} \end{bmatrix} \begin{bmatrix} x_1 \\ \vdots \\ x_n \end{bmatrix} = \sum_{i=1}^{n} \sum_{j=1}^{n} a_{ij} x_i x_j.$$

多変数の 2 次関数のグラフが強い意味で下に凸であり, 唯一の頂点で最小値をとるならば, その頂点が原点に来るように平行移動することにより, 正定値と呼ばれるタイプの 2 次形式が得られる. 一般に 2 次形式は, $\mathbb{R}^n$ の適当な回転により, 標準形 $\sum_{k=1}^{n} c_k x_k^{\,2}$ になる (本章末で示す). 標準形の基底 $\boldsymbol{e}_1, \ldots, \boldsymbol{e}_n$ に対応する回転前の基底 $\boldsymbol{p}_1, \ldots, \boldsymbol{p}_n$ は $A\boldsymbol{p}_k = c_k \boldsymbol{p}_k$ を満たす. 各 $\boldsymbol{p}_k$ を A の固有 (eigen-) 値 c_k に属する単位固有ベクトルと呼ぶ. スカラー t について $(t1_n - A)\boldsymbol{p} = \boldsymbol{0}$ ($\Leftrightarrow A\boldsymbol{p} = t\boldsymbol{p}$) かつ $\boldsymbol{p} \neq \boldsymbol{0}$ のとき $|t1_n - A| = 0$ であり, n 次方程式 $|t1_n - A| = 0$ の解 $t = c_1, \ldots, c_n$ が上の固有値である. また正定値とは, 固有値が全て正であることを意味する.

問題 3.2 (その 2)

問. $y = 5x_1^{\,2} + 4x_1 x_2 + 5x_2^{\,2} - 2x_1 + 16x_2$ を標準形にせよ.

解答. $y = 5(x_1 - 1)^2 + 4(x_1 - 1)(x_2 + 2) + 5(x_2 + 2)^2 + 8$ を x_1 方向に -1, x_2 方向に 2, y 方向に -8 平行移動すれば, $y = \boldsymbol{x}^{\mathrm{T}} A \boldsymbol{x}$ ただし $A = \begin{bmatrix} 5 & 2 \\ 2 & 5 \end{bmatrix}$. $|t1_n - A| = (t - 5)(t - 5) - 4 = 0$ より $t = 7, 3$. $A\boldsymbol{p}_1 = 7\boldsymbol{p}_1$ と $A\boldsymbol{p}_2 = 3\boldsymbol{p}_2$ を満たす単位ベクトル $\boldsymbol{p}_1 = \dfrac{1}{\sqrt{2}} \begin{bmatrix} 1 \\ 1 \end{bmatrix}$, $\boldsymbol{p}_2 = \dfrac{1}{\sqrt{2}} \begin{bmatrix} -1 \\ 1 \end{bmatrix}$ をとり, これらが標準基底になるように時計回りに $45°$ 回転すれば, 標準形 $y = 7x_1^{\,2} + 3x_2^{\,2}$.

第3章の演習問題（その2）

1. (1) xy 平面の直線 $x + y = 2k$ を（原点中心に）回転し，$y =$ 一定にせよ．

(2) xyz 空間の平面 $x + y + z = 3k$ を回転し，$z =$ 一定にせよ．

(3) $\mathbb{R}^n$ の超平面 $x_1 + \cdots + x_n = nk$ を回転し，$x_n =$ 一定にせよ．

2. 次を計算せよ．$2 \begin{bmatrix} 3 & -3 \\ -2 & 1 \end{bmatrix} + 3 \begin{bmatrix} -2 & 2 \\ 1 & 3 \end{bmatrix}$

3. 次を計算せよ．(1) $\begin{bmatrix} 3 & -3 \\ -2 & 1 \end{bmatrix} \begin{bmatrix} -2 & 2 \\ 1 & 3 \end{bmatrix}$ (2) $\begin{bmatrix} -2 & 2 \\ 1 & 3 \end{bmatrix} \begin{bmatrix} 3 & -3 \\ -2 & 1 \end{bmatrix}$

4. 行列 $A = \begin{bmatrix} -1 & 0 \\ 0 & -1 \\ 1 & 0 \end{bmatrix}$ による線形写像で $\boldsymbol{e}_2 = \begin{bmatrix} 0 \\ 1 \end{bmatrix}$ を写せ．

5. A^{-1} を求めよ．(1) $A = \begin{bmatrix} 1 & 2 \\ 3 & 4 \end{bmatrix}$ (2) $A = \begin{bmatrix} 0 & -2 & 0 \\ -3 & 1 & 7 \\ 2 & 8 & -5 \end{bmatrix}$

6. (1) ベクトル $\boldsymbol{x} = \begin{bmatrix} x_1 \\ x_2 \end{bmatrix}$ の，基底 $\boldsymbol{p}_1 = \begin{bmatrix} 1 \\ 3 \end{bmatrix}$, $\boldsymbol{p}_2 = \begin{bmatrix} 2 \\ 4 \end{bmatrix}$ に関する座標 (y_1, y_2) を x_1, x_2 を用いて表せ．

(2) ベクトル $\boldsymbol{x} = \begin{bmatrix} x_1 \\ x_2 \\ x_3 \end{bmatrix}$ の，基底 $\boldsymbol{p}_1 = \begin{bmatrix} 0 \\ -3 \\ 2 \end{bmatrix}$, $\boldsymbol{p}_2 = \begin{bmatrix} -2 \\ 1 \\ 8 \end{bmatrix}$, $\boldsymbol{p}_3 = \begin{bmatrix} 0 \\ 7 \\ -5 \end{bmatrix}$ に関する座標 (y_1, y_2, y_3) を x_1, x_2, x_3 を用いて表せ．

7. 2次形式 $y = 3{x_1}^2 + 4x_1 x_2 + 3{x_2}^2$ を回転して標準形にせよ．

第3章演習問題（その2）の解答

1. (1) $\boldsymbol{p} = \boldsymbol{v} = \begin{bmatrix} k \\ k \end{bmatrix}$ を $\begin{bmatrix} 0 \\ \pm\sqrt{2}k \end{bmatrix}$ に回転. $y = \pm\sqrt{2}k$.

（注）ノルム $\|\boldsymbol{p}\| = \|\boldsymbol{v}\| = \sqrt{k^2 + k^2} = \sqrt{2}|k|$ は回転しても変わらない.

(2) $\boldsymbol{p} = \boldsymbol{v} = \begin{bmatrix} k \\ k \\ k \end{bmatrix}$ を $\begin{bmatrix} 0 \\ 0 \\ \pm\sqrt{3}k \end{bmatrix}$ に回転. $z = \pm\sqrt{3}k$. (3) $x_n = \pm\sqrt{n}k$.

2. $\begin{bmatrix} 0 & 0 \\ -1 & 11 \end{bmatrix}$. 3. (1) $\begin{bmatrix} -9 & -3 \\ 5 & -1 \end{bmatrix}$, (2) $\begin{bmatrix} -10 & 8 \\ -3 & 0 \end{bmatrix}$. 4. $\begin{bmatrix} 0 \\ -1 \\ 0 \end{bmatrix}$.

5. (1) $|A| = -2$ と $\widetilde{A} = \begin{bmatrix} 4 & -3 \\ -2 & 1 \end{bmatrix}$ より $A^{-1} = \dfrac{1}{-2} \begin{bmatrix} 4 & -2 \\ -3 & 1 \end{bmatrix}$.

(2) $\widetilde{A} = \begin{bmatrix} -61 & -1 & -26 \\ -10 & 0 & -4 \\ -14 & 0 & -6 \end{bmatrix}$ と $A(\widetilde{A}^{\mathrm{T}}) = 2{\cdot}1_n$ より $A^{-1} = \dfrac{1}{2} \begin{bmatrix} -61 & -10 & -14 \\ -1 & 0 & 0 \\ -26 & -4 & -6 \end{bmatrix}$.

6. 5 を利用. (1) $y_1 = -2x_1 + x_2$, $y_2 = \dfrac{3}{2}x_1 - \dfrac{1}{2}x_2$.

(2) $y_1 = \dfrac{-61}{2}x_1 - 5x_2 - 7x_3$, $y_2 = \dfrac{-1}{2}x_1$, $y_3 = -13x_1 - 2x_2 - 3x_3$.

7. 対称行列で表すと, $y = \boldsymbol{x}^{\mathrm{T}} A \boldsymbol{x}$ ただし $A = \begin{bmatrix} 3 & 2 \\ 2 & 3 \end{bmatrix}$. 固有値 t が満たす方程式は $|t1_n - A| = 0$, つまり $(t-3)(t-3) - 4 = 0$ なので, $t = 5, 1$.

$A\boldsymbol{p}_1 = 5\boldsymbol{p}_1$ と $A\boldsymbol{p}_2 = \boldsymbol{p}_2$ を満たす単位固有ベクトルとして $\boldsymbol{p}_1 = \dfrac{1}{\sqrt{2}} \begin{bmatrix} 1 \\ 1 \end{bmatrix}$,

$\boldsymbol{p}_2 = \dfrac{1}{\sqrt{2}} \begin{bmatrix} -1 \\ 1 \end{bmatrix}$ をとり, これらが標準基底になるように時計回りに $45°$ 回転すれば, 標準形 $y = 5x_1{}^2 + x_2{}^2$ になる.

ここまでの理解のポイント

☐ 行ベクトルと列ベクトルの区別ができる.

☐ スカラーとは何かを説明することができる.

☐ 超平面の方程式について, 説明することができる.

☐ (m, n)-行列について, 説明することができる.

☐ 線形写像の合成として, 行列の積を説明することができる.

☐ 筆算によって, 行列の積を計算することができる.

☐ 逆行列とは何かを説明することができる.

☐ 基底と座標の関係を説明することができる.

☐ 行列の積の行列式と行列式の積の関係を説明することができる.

☐ 行列式の満たす三つの性質を説明することができる.

☐ 転置行列とは何かを説明することができる.

☐ 余因子行列について, 説明することができる.

☐ Cramer の公式によって逆行列を求めることができる.

☐ 行列式と面積・体積の関係について, 説明することができる.

☐ 正定値2次形式の標準形について, 説明することができる.

ここまでの定着のポイント (復習用)

☐ 第3章の演習問題 (その2) について, 似た問題を解くことができる.

（参考）2次形式の標準化

2次形式 $y = \boldsymbol{x}^{\mathrm{T}} A \boldsymbol{x}$ の取り得る値を，$\|\boldsymbol{x}\| = 1$ の定める「単位超球面」において考えると，その絶対値は無限には大きくならない．そこで，$\boldsymbol{x} = \boldsymbol{p}_1$ のとき，y は最小値 c_1 をとるとしてよい．$B = A - c_1 1_n$ とおくと，B は対称行列であり，常に不等式 $\boldsymbol{x}^{\mathrm{T}} B \boldsymbol{x} \geq 0$ が成り立つ．$\boldsymbol{x} = t B \boldsymbol{p}_1 + \boldsymbol{p}_1$ とおくと，不等式は任意の実数 t について成り立つ．不等式の左辺を計算すると

$$t^2 \boldsymbol{p}_1^{\mathrm{T}} B^3 \boldsymbol{p}_1 + 2t \boldsymbol{p}_1^{\mathrm{T}} B^2 \boldsymbol{p}_1$$

となるので，$\boldsymbol{p}_1^{\mathrm{T}} B^3 \boldsymbol{p}_1 \geq 0$ かつ $\boldsymbol{p}_1^{\mathrm{T}} B^2 \boldsymbol{p}_1 = 0$ でなければならない．したがって $\|B\boldsymbol{p}_1\| = 0$ であり，$A\boldsymbol{p}_1 = c_1 \boldsymbol{p}_1$（$\boldsymbol{p}_1$ は固有ベクトル）である．

対称行列を修正して $A_1 = A - c_1 \boldsymbol{p}_1(\boldsymbol{p}_1^{\mathrm{T}})$ とし，$\boldsymbol{p}_1$ に垂直な超平面 $\boldsymbol{p}_1^{\mathrm{T}} \boldsymbol{x} = 0$ と超球面 $\|\boldsymbol{x}\| = 1$ の共通部分における $y = \boldsymbol{x}^{\mathrm{T}} A_1 \boldsymbol{x}$ の値が，$\boldsymbol{x} = \boldsymbol{p}_2$ において最小値 c_2 になるとすれば，やはり $\boldsymbol{p}_2$ は固有値 c_2 に属する A の単位固有ベクトルである（計算には $B_1 = A_1 - c_2\{1_n - \boldsymbol{p}_1(\boldsymbol{p}_1^{\mathrm{T}})\}$ を使う）．

以下同様に $k = 1, \ldots, n$ に対して，A の固有値 c_k に属する単位固有ベクトル $\boldsymbol{p}_k$ を互いに垂直になるように取っていく．すると A の自然な形は

$$A = c_1 \boldsymbol{p}_1(\boldsymbol{p}_1^{\mathrm{T}}) + \cdots + c_n \boldsymbol{p}_n(\boldsymbol{p}_n^{\mathrm{T}})$$

となる．$P^{\mathrm{T}} = P^{-1}$ であることから直交行列と呼ばれる $P = [\boldsymbol{p}_1 \ \cdots \ \boldsymbol{p}_n]$ と，対角行列と呼ばれる行列 $\mathrm{diag}(c_1, \ldots, c_n) = [c_1 \boldsymbol{e}_1 \ \cdots \ c_n \boldsymbol{e}_n]$ によって，$A = P\mathrm{diag}(c_1, \ldots, c_n)P^{\mathrm{T}}$ と書いてもよい．また基底 $\boldsymbol{p}_1, \ldots, \boldsymbol{p}_n$ が標準基底 $\boldsymbol{e}_1, \ldots, \boldsymbol{e}_n$ になるように空間 $\mathbb{R}^n$ を回転すれば，A は

$$c_1 \boldsymbol{e}_1(\boldsymbol{e}_1^{\mathrm{T}}) + \cdots + c_n \boldsymbol{e}_n(\boldsymbol{e}_n^{\mathrm{T}}) = \mathrm{diag}(c_1, \ldots, c_n)$$

のように対角行列になり，対応する2次形式は $y = c_1 x_1^2 + \cdots + c_n x_n^2$ となる．

正定値の場合，上の証明の途中計算は，第9章の最後の因子解析において，小さい固有値を0につぶして無視していく修正法そのものである．

第 **4** 章

対数

4.1 小数演算 (decimal operation)

4.1.1 無理数

$\sqrt{3}$ が有理数でないことの証明は難しくない．$\sqrt{3}$ が既約分数 p/q で表されるとすると，$p = \sqrt{3}q$，$p^2 = 3q^2$ から p は 3 の倍数であり，$p = 3r$ と書くと，$q^2 = 3r^2$ から q も 3 の倍数である．これは p/q が約分できないことと矛盾する．この証明法を背理法 (proof by contradiction, 矛盾による証明) と言う．有理数でない実数を無理数 (irrational number, 比でない数) と呼ぶ．無理数は無限小数であるから，$\sqrt{3} = 1.732050\cdots$ のようにどこかで小数表示を諦めるしかない[1]．無限小数の積は次のように「計算」できる．$\sqrt{2} = 1.4142\cdots$ と $\sqrt{3} = 1.7320\cdots$ の積の場合：

$$
\begin{aligned}
1 \times 1 &\to\ 1 \\
1 \times 7 + 4 \times 1 &\to\ 1\ 1 \\
1 \times 3 + 4 \times 7 + 1 \times 1 &\to\ \quad 3\ 2 \\
1 \times 2 + 4 \times 3 + 1 \times 7 + 4 \times 1 &\to\ \qquad 2\ 4 \\
&\ \ \vdots
\end{aligned}
$$

$$\overline{}$$
$$2.\ 4\ 4\ 9\ 4\cdots (=\sqrt{6}).$$

積の交換性は，長方形の面積だけでなく，この「計算」からもわかる．

---

[1] 4000 年前のバビロニアの人々は平方根を 10 進数換算で 7 桁程度まで巧妙に計算した．

4.1.2　Napier の対数 (ln =logarithm of Napier)

数直線の構成では，長さの単位をまず 10 等分した．今は真の 10 等分でなく 10 等分に近い偽物の分割 (partition) を考え，分割 I と呼ぶ．

1.0	1.1	1.2	1.3	1.4	1.5	1.6	1.7	1.8 ⋯

1.01^0　1.01^9　1.01^{18}　1.01^{26}　1.01^{33}　1.01^{40}　1.01^{47}　1.01^{53}　1.01^{59}
1.01^1　1.01^{10}　1.01^{19}　1.01^{27}　1.01^{34}　1.01^{41}　1.01^{48}　1.01^{54}　1.01^{60}

分割 I：1 と 10 の間にある 1.3 の偽の値は，図より 1.01^{26} である．

真の値が 1 と 10 の間にあるとき，分割 I の偽の値を $(101/100)^p$ (p は整数) とする[2]．このようにすれば $(101/100)^{p+1} - (101/100)^p$ は $1/10$ より小さい．以下同様に $10^2, 10^3, \ldots$ 等分の偽物である分割 II, III, $\ldots$ を考える．

1.000000	1.000001	1.000002 ⋯

1.0000001^0　　1.0000001^9　　1.0000001^{19}
　1.0000001^1　　1.0000001^{10}　　1.0000001^{20}

分割 VI：1.000 001 の偽の値は $1.000\,000\,1^9$ または $1.000\,000\,1^{10}$.

分割 VI ぐらいになると本物と区別がつかなくなる．そこで積や商の小数計算は分割 VI の偽の値を用いて，公式 $a^p \times a^q = a^{p+q}$, $a^p/a^q = a^{p-q}$ に従って計算する．具体的には，後で定義する対数関数 $\ln(x)$ を，今は実用性だけ考えて，$1\,000\,000 \leq n \leq 10\,000\,000$ に対して次のように決める：

$$\ln\left(\frac{n}{1\,000\,000}\right) \approx \frac{p}{10\,000\,000} \quad \Leftrightarrow \quad \frac{n}{1\,000\,000} \approx \left(\frac{10\,000\,001}{10\,000\,000}\right)^p .$$

---

[2] 元々は 99/100 の冪などを使った．Napier の時代 (17 世紀初め) には，航海のために三角関数の精密な計算，特に 1 より小さい数の積が必要とされたからである．一定の比 (logos) の冪が定める数 (arithmos) だから対数 (log-arithm) と呼ばれた．

ここで「≈」は近似 (approximation, 量的接近)[3] を表す. すると例えば

$$\ln(2.000000) \approx 0.6931472 \quad \Leftrightarrow \quad 2.000000 \approx 1.0000001^{6931472}$$

$$\ln(3.000000) \approx 1.0986123 \quad \Leftrightarrow \quad 3.000000 \approx 1.0000001^{10986123}$$

$$\ln(6.000000) \approx 1.7917595 \quad \Leftrightarrow \quad 6.000000 \approx 1.0000001^{17917595}$$

$$2.000000 \times 3.000000 \approx 6.000000 \quad \Leftrightarrow \quad 6931472 + 10986123 \approx 17917595$$

のように掛け算が同程度の精度の足し算に置き換わる. $1 \leq x \leq 10$ などの範囲を超えるときは $\ln(x \times 10) = \ln(x) + \ln(10)$ を利用する.

問題 4.1（その1）

問．次の計算 $1.01^p = x$ （「≈」を「=」と略記）から $\ln(x) = p/100$ によって低精度の対数表を得たとして，以下の問いに答えよ. $1.01^0 = 1.0$, $1.01^{10} = 1.1$, $1.01^{18} = 1.2$, $1.01^{26} = 1.3$, $1.01^{34} = 1.4$, $1.01^{41} = 1.5$, $1.01^{47} = 1.6$, $1.01^{53} = 1.7$, $1.01^{59} = 1.8$, $1.01^{64} = 1.9$, $1.01^{69} = 2.0$, $1.01^{74} = 2.1$, $1.01^{79} = 2.2$, $1.01^{83} = 2.3$, $1.01^{88} = 2.4$, $1.01^{92} = 2.5$, $1.01^{96} = 2.6$, $1.01^{100} = 2.7$, $1.01^{103} = 2.8$, $1.01^{107} = 2.9$, $1.01^{110} = 3.0$, $1.01^{113} = 3.1$, $1.01^{117} = 3.2$, $1.01^{120} = 3.3$, $1.01^{123} = 3.4$, $1.01^{126} = 3.5$, $1.01^{128} = 3.6$, $1.01^{131} = 3.7$, $1.01^{134} = 3.8$, $1.01^{136} = 3.9$, $1.01^{139} = 4.0$, $1.01^{141} = 4.1$, $1.01^{144} = 4.2$, $1.01^{146} = 4.3$, $1.01^{149} = 4.4$, $1.01^{151} = 4.5$, $1.01^{153} = 4.6$, $1.01^{155} = 4.7$, $1.01^{157} = 4.8$, $1.01^{159} = 4.9$, $1.01^{161} = 5.0$, $1.01^{163} = 5.1$, $1.01^{165} = 5.2$, $1.01^{167} = 5.3$, $1.01^{169} = 5.4$, $1.01^{171} = 5.5$, $1.01^{173} = 5.6$, $1.01^{175} = 5.7$, $1.01^{176} = 5.8$, $1.01^{178} = 5.9$, $1.01^{180} = 6.0$, $1.01^{181} = 6.1$, $1.01^{183} = 6.2$, $1.01^{185} = 6.3$, $1.01^{186} = 6.4$, $1.01^{188} = 6.5$, $1.01^{189} = 6.6$, $1.01^{191} = 6.7$, $1.01^{192} = 6.8$, $1.01^{194} = 6.9$, $1.01^{195} = 7.0$, $1.01^{197} = 7.1$, $1.01^{198} = 7.2$, $1.01^{199} = 7.3$, $1.01^{201} = 7.4$, $1.01^{202} = 7.5$, $1.01^{203} = 7.6$, $1.01^{205} = 7.7$, $1.01^{206} = 7.8$, $1.01^{207} = 7.9$, $1.01^{209} = 8.0$,

---

[3] 日本周辺には「=」しか印字できなかった頃に手書きで修正した「≒」で「≈」を代用した習慣が残る.

$1.01^{210} = 8.1,\ 1.01^{211} = 8.2,\ 1.01^{212} = 8.3,\ 1.01^{213} = 8.4,\ 1.01^{215} = 8.5,$

$1.01^{216} = 8.6,\ 1.01^{217} = 8.7,\ 1.01^{218} = 8.8,\ 1.01^{219} = 8.9,\ 1.01^{220} = 9.0,$

$1.01^{221} = 9.1,\ 1.01^{223} = 9.2,\ 1.01^{224} = 9.3,\ 1.01^{225} = 9.4,\ 1.01^{226} = 9.5,$

$1.01^{227} = 9.6,\ 1.01^{228} = 9.7,\ 1.01^{229} = 9.8,\ 1.01^{230} = 9.9,\ 1.01^{231} = 10.0.$

問 1. 次を求めよ.　　(1) 2.1×1.3　　　(2) 2.1×2.6　　　(3) 2.1×3.9

問 2. 次を求めよ.　　(1) 1.8×1.3　　　(2) 1.8×2.6　　　(3) $7.0/1.8 (= 70/18)$

問 3. $\sqrt{3.6}$ を求めよ.

問 4. $\sqrt[3]{6.8}$ を求めよ. ただし $a > 0$ について, n 次方程式 $x^n = a$ の正の解を $\sqrt[n]{a}$ と書き, a の正の n 乗根 (n-th root) と呼ぶ.

問 5. 7.1×3.9 を求めよ.

問 6. 5800×420 を求めよ.

問 7. $10^{-1} = 1/10 = 0.1,\ 10^{-5} = 1/(10^5) = 0.000\,01$　などの**指数が負の冪**を利用することにして, $(1.1 \times 10^{20})/(6.0 \times 10^{23})$ を求めよ.

解答. 問 1 (1) $1.01^{74} = 2.1$ から $\ln(2.1) = 0.74$, $1.01^{26} = 1.3$ から $\ln(1.3) = 0.26$. $\ln(2.1 \times 1.3) = 0.74 + 0.26 = 1.00$ から $2.1 \times 1.3 = 1.01^{100} = 2.7$.

(2) $1.01^{96} = 2.6$ から $\ln(2.6) = 0.96$　$\therefore \ln(2.1 \times 2.6) = 0.74 + 0.96 = 1.70$ $\therefore 2.1 \times 2.6 = 1.01^{170} = 5.4$. (5.5 でもよい.)

(3) $\ln(2.1 \times 3.9) = 0.74 + 1.36 = 2.10 = \ln 8.1$　$\therefore 2.1 \times 3.9 = 8.1$.

問 2 (1) $\ln(1.8 \times 1.3) = 0.59 + 0.26 = 0.85 = \ln(2.3)$　$\therefore 1.8 \times 1.3 = 2.3$.

(2) $\ln(1.8 \times 2.6) = 0.59 + 0.96 = 1.55 = \ln(4.7)$　$\therefore 1.8 \times 2.6 = 4.7$. ($2.3 \times 2 = 4.6$ とするより 4.7 のほうが $1.80 \times 2.60 = 4.68$ に近い.)

(3) $\ln(7.0/1.8) = 1.95 - 0.59 = 1.36 = \ln(3.9)$　$\therefore 7.0/1.8 = 3.9$.

問 3 $2\ln(\sqrt{3.6}) = \ln(\sqrt{3.6} \times \sqrt{3.6}) = \ln(3.6) = 1.28$ から $\ln(\sqrt{3.6}) = 0.64 = \ln(1.9)$ $\therefore \sqrt{3.6} = 1.9$.　　問 4 $3\ln(\sqrt[3]{6.8}) = \ln(6.8) = 1.92$ から $\ln(\sqrt[3]{6.8}) = 1.92/3 = 0.64 = \ln(1.9)$　$\therefore \sqrt[3]{6.8} = 1.9$.

問 5 $\ln(7.1 \times 3.9/10) = 1.97 + 1.36 - 2.31 = 1.02 = \ln(2.8)$　$\therefore 7.1 \times 3.9 = 2.8 \times 10^1 (= 28)$.　　問 6 $\ln(5.8 \times 4.2/10) = 1.76 + 1.44 - 2.31 = 0.89 = \ln(2.4)$　$\therefore 5800 \times 420 = 2.4 \times 10^6 (= 2\,400\,000)$.

問 7 $(1.1 \times 10^{20})/(6.0 \times 10^{23}) = 1.8 \times 10^{-4} (= 0.000\,18)$.

4.1.3　計算尺

対数表をものさしに書き写し，積や和の近似計算をものさしを使って実行できるようにしたものを計算尺 (slide rule) と呼ぶ．下図の各ものさしの長さは正しくは $\ln(100) \approx 4.6$ であり，上のものさしの目盛り 1.4 は正しくは左から $\ln(1.4) \approx 0.34$ の位置にある．下のものさしの目盛り 2.7 は正しくは左から $\ln(2.7) \approx 1.0$ の位置にあり，下の目盛り 2.7 は上の目盛り 3.8 と同じ位置にある．上のものさしの 3.8 が，正しくは左から $\ln(3.8) \approx 1.3$ の位置にあり，それが $\ln(1.4) + \ln(2.7) = 0.34 + 1.0$ に概ね対応することがわかったので，$1.4 \times 2.7 \approx 3.8$ である．計算尺は 1970 年代まで広く使われ，人々が有効数字に関する感覚を身につけるために重要な役割を果たした．

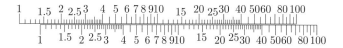

10 を超える積 4.2×5.7 の計算でも，上と同様の考えでスライドさせて

とする．5.7 の上は 24 に見えるので，$4.2 \times 5.7 \approx 24$ である．またこの結果は $4200 \times 57 \approx 240000$ にも見える．もちろん商の計算もできる．例えば $16/38$ の値を求めるために 16 と 3.8 の目盛りを合わせれば，上の図と同じ状況になり，$16/3.8 \approx 4.2$ がわかるので，$16/38 \approx 0.42$ である．

対数の目盛りには他にも様々な用途がある．例えば縦軸や横軸に対数の目盛りを持つ方眼紙がある．$y = x^2$ や $y = x^3$ のグラフは，普通に描けば曲がった曲線であるが，$x > 0$ として対数をとれば $\ln(y) = 2\ln(x)$ や $\ln(y) = 3\ln(x)$ となるので，縦軸と横軸に対数の目盛りをとれば，グラフは直線になる．指数関数や対数関数も，縦軸や横軸の片方だけ対数の目盛りをとれば，グラフは直線になる．グラフを直線にすることは，実験データなどを後述の回帰直線によって解析するための準備となる．例えば化学には，Arrhenius 方程式を直線化することによって活性化エネルギーを求める，というタイプの典型的な問題がある（第 8 章）．

問題4.1（その2）

問1. 下の二つの並びの対応を見て，$7 + 6$ を求めよ.

$$0,\ 1,\ 2,\ 3,\ 4,\ 5,\ 6,\ 7,\ 8,\ 9,\ 10,\ 11,\ 12,\ 13,\ 14,\ 15,\ 16, \ldots$$
$$0,\ 1,\ 2,\ \ 3,\ \ 4,\ \ 5,\ \ 6,\ \ 7,\ \ 8,\ \ 9, \ldots$$

問2. 下の二つの並びの対応を見て，$15 + 27$ を求めよ.

$$0,\ 3,\ 6,\ 9,\ 12,\ 15,\ 18,\ 21,\ 24,\ 27,\ 30,\ 33,\ 36,\ 39,\ 42,\ 45, \ldots$$
$$0,\ \ 3,\ \ 6,\ \ 9,\ 12,\ 15,\ 18,\ 21,\ 24,\ 27,\ 30, \ldots$$

問3. 下の二つの並びの対応を見て，32×64 を求めよ.

$$1,\ 2,\ 4,\ 8,\ 16,\ 32,\ 64,\ 128,\ 256,\ 512,\ 1024,\ 2048,\ 4096,\ \ldots$$
$$1,\ \ 2,\ \ 4,\ \ 8,\ \ 16,\ \ 32,\ \ 64,\ \ 128,\ \ldots$$

問4. 下から次を読み取れ：(1) 2.1×1.3,　(2) 2.1×2.6,　(3) 2.1×3.9.

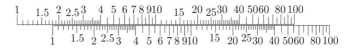

問5. 下から次を読み取れ：(1) $70/18$,　(2) $(1.1 \times 10^{27})/(6.0 \times 10^{23})$.

解答. 問1（6の上を見て）13　問2（27の上を見て）42　問3（64の上を見て）2048　問4 (1)（1.3の上を見て）2.7　(2)（2.6の上を見て）5.5　(3)（39の上を見て）8.2　問5 (1) 3.9　(2) 1.8×10^{3}

ここまでの理解のポイント

□ $\sqrt{3}$ が無理数であることを説明することができる.

□ 二つの無限小数の積が可換であることを説明することができる.

□ 1.01^n の計算結果を利用して,有効数字 2 桁の積の計算ができる.

□ 1.01^n の計算結果を利用して,有効数字 2 桁の商の計算ができる.

□ 指数が負の冪について具体的に説明をすることができる.

□ 計算尺を用いた積と商の計算について理解する.

ここまでの定着のポイント（復習用）

□ 問題 4.1（その 1）について,似た問題を解くことができる.

□ 問題 4.1（その 2）について,似た問題を解くことができる.

□ （発展） 第 3 章の参考（2 次形式の標準化）について理解する.

4.2　指数関数 (exponential function)

4.2.1　常用対数と自然対数

　Napier の計算は, $\ln(10)$ の値を頻繁に参照するものであった. これは煩雑なので, 常用 (common) 対数 $\log_{10}(x) = \ln(x)/\ln(10)$ への書き換えが進んだ ($\log_{10}(10) = 1$). 常用対数表は Briggs により Napier の没年 1617 年に出版された. 30 年後イエズス会の Grégoire de Saint-Vincent は $y = 1/x \ (x > 0)$ の曲線下面積 (area under curve, AUC, 下図) としての自然対数を発見した[4]. 約 10 年後, 対数関数 $\ln(x)$ が自然対数を表すことが示された.

　図形 $D_1(z) = \{(x, y) \in \mathbb{R}^2 \mid x \text{ は } 1 \text{ と } z \text{ の間で } 0 \leq y \leq 1/x\}$ の面積を $z \geq 1$ のとき $F(z)$, $0 < z < 1$ のとき $-F(z)$ とする. $z \geq 1, w \geq 1$ の場合

$$D_w(z) = \{(x, y) \in \mathbb{R}^2 \mid w \leq x \leq wz \text{ かつ } 0 \leq y \leq 1/x\}$$

の面積は下図のように $F(z)$ と等しく, 他の場合も $F(w) + F(z) = F(wz)$ である. $y = 1/x$ は直線 $y = x$ に関して対称なので, 下図右のように

$$\frac{0.995}{100} < F\left(\frac{101}{100}\right) < \frac{1}{100}, \quad \frac{0.9995}{1000} < F\left(\frac{1001}{1000}\right) < \frac{1}{1000}, \quad \cdots$$

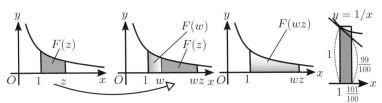

横に w, 縦に $1/w$ 倍する. $D_1(z)$ は面積 $F(z)$ のまま $D_w(z)$ に写る.

　$F(1.01)$ は $D_{1.01^{k-1}}(1.01) = \{1.01^{k-1} \leq x \leq 1.01^k, \ 0 \leq y \leq 1/x\}$ の面積だから, $k = 1, \ldots, p$ に対するそれらの面積の和 $pF(1.01)$ は $D_1(1.01^p)$ の面積 $F(1.01^p)$ になる. $z = n/10$ に対して $1.01^p < z < 1.01^{p+1}$ となる

---

[4] この期間は概ね 30 年戦争 (1618〜) と重なり, 数学を世界史に結びつける指標となる. なお Napier は著書 *A Plaine Discovery, of the Whole Revelation of St. John* で有名なプロテスタントである.

$p\,(\le 231)$ をとれば, $0.995p/100 < F(z) < (p+1)/100$ なので, $F(z)$ と $p/100$ の違いは 0.012 より小さい. 以下同様に考え, $z = n/1\,000\,000$ に対して $1.\,000\,000\,1^p < z < 1.\,000\,000\,1^{p+1}$ となる $p\,(\le 23\,025\,851)$ をとれば, $F(z)$ と $p/10\,000\,000$ の差は $0.\,000\,000\,12$ より小さい.

4.2.2 指数関数

$y = \ln(x)$ においては近似計算の詳細が示しているように, y が与えられた実数に等しくなるように x の値を調節することが可能である[5]. つまり方程式 $y = \ln(x)$ は y を正の数 x の関数とするだけでなく, x を実数 y の関数とするものでもある. 後者を $x = \exp(y)$ と書き, 自然指数関数と呼ぶ. 文字を入れ換えて述べると, $x = \ln(y)$ のことを $y = \exp(x)$ と書く. 一般に関数 f の逆関数 f^{-1} とは, $x = f(y)$ であることを $y = f^{-1}(x)$ と書くものであり, 特に対数関数の逆関数は指数関数である. 次の定義は $\ln(x^0) = \ln(1) = 0$ や $\ln(x^{-1}) + \ln(x) = \ln(x^{-1} \cdot x) = \ln(1) = 0$ などと矛盾しない.

定義. $x > 0,\, a \in \mathbb{R}$ に対し, x^a は $a\ln(x) = \ln(x^a)$ を満たす正の数とする.

$(a+b)\ln(x) = a\ln(x) + b\ln(x), b(a\ln(x)) = (ab)\ln(x), (\sqrt[q]{x})^q = x$ から

$$x^{a+b} = x^a \cdot x^b, \qquad (x^a)^b = x^{ab}, \qquad x^{p/q} = (\sqrt[q]{x})^p \quad (p/q \text{ は分数}).$$

Briggs（ブリッグス）は 1 と異なる正の数 a に対し, 商 $\dfrac{\ln(x)}{\ln(a)}$ を $\log_a(x)$ と書いた.

$$y = \log_a(x) = \frac{\ln(x)}{\ln(a)} \quad \Leftrightarrow \quad \ln(x) = y\ln(a) = \ln(a^y) \quad \Leftrightarrow \quad x = a^y.$$

$\ln(\mathrm{e}) = 1$ で定まる $\mathrm{e} = 2.71828\cdots$ を Napier（ネイピア）数と呼ぶ. $\log_\mathrm{e}(x) = \ln(x)$, $\exp(x) = \mathrm{e}^x$, $\exp(x\ln(a)) = a^x$ である[6].

[5] 一般論としては微積分の理論を先取りしている.

[6] 指数と対数の区別をしようとする人がいるが, これらの語が指す対象は同一である. 底を定数として冪の関数と見た指数を対数関数と呼び, 指数の関数と見られた冪を指数関数と呼ぶ. 英語では正確に「指数の」(exponential) 関数と述べている. また対数関数は底と冪から指数を求める計算を関数として捉えたものである. 指数関数を逆対数 (antilogarithm) 関数と呼ぶこともあったが, この適切な用語は廃れた.

4.2.3　双曲線関数とロジスティック関数

次を双曲線 (hyperbolic) 関数と呼ぶ．$\cosh(x)$ の定義域は $x \geq 0$ とする．

$$\cosh(x) = \frac{\mathrm{e}^x + \mathrm{e}^{-x}}{2}, \quad \sinh(x) = \frac{\mathrm{e}^x - \mathrm{e}^{-x}}{2}, \quad \tanh(x) = \frac{\mathrm{e}^x - \mathrm{e}^{-x}}{\mathrm{e}^x + \mathrm{e}^{-x}}.$$

まず $\cosh$ の逆関数を $y = \mathrm{acosh}(x)$ とすると $x = \cosh(y)$ $(y \geq 0)$ である．$t = \mathrm{e}^y$ (≥ 1) とすると，$x = \dfrac{1}{2}\left(t + \dfrac{1}{t}\right)$ から，$t^2 - 2xt + 1 = 0$ である．$t = x + \sqrt{x^2 - 1}$ (≥ 1) なので，$\mathrm{acosh}(x) = \ln(x + \sqrt{x^2 - 1})$ $(x \geq 1)$ である．次に $\sinh$ の逆関数を $y = \mathrm{asinh}(x)$ とすると，$x = \sinh(y)$ である．$t = \mathrm{e}^y$ とすると，$x = \dfrac{1}{2}\left(t - \dfrac{1}{t}\right)$ から，$t^2 - 2xt - 1 = 0$ である．$t = x + \sqrt{x^2 + 1}$ (> 0) なので，$\mathrm{asinh}(x) = \ln(x + \sqrt{x^2 + 1})$ である．最後に $\tanh$ の逆関数を $y = \mathrm{atanh}(x)$ として，$t = \mathrm{e}^y$ とすると，$\left(t + \dfrac{1}{t}\right)x = t - \dfrac{1}{t}$ から，$t^2 = \dfrac{1 + x}{1 - x}$ であり，$\mathrm{atanh}(x) = \dfrac{1}{2}\ln\left(\dfrac{1 + x}{1 - x}\right)$ $(-1 < x < 1)$ である．

また $\mathrm{logistic}(x) = \dfrac{1}{2} + \dfrac{1}{2}\tanh\left(\dfrac{x}{2}\right)$ をロジスティック関数と呼ぶ．ロジスティック関数の逆関数はロジット関数 $\mathrm{logit}(x) = \ln\left(\dfrac{x}{1 - x}\right)$ である．$\exp(\mathrm{logit}(x)) = \dfrac{x}{1 - x}$ は x が確率の場合にはオッズと呼ばれる．ロジット関数は，ロジスティック回帰のリンク関数として，統計学上重要である．

問題 4.2

問 1. $\log_{10}(2) \approx 0.3010$, $\log_{10}(3) \approx 0.4771$, $\log_{10}(7) \approx 0.8451$ を「(壷阪寺の) 沢市は死なない」「(八百屋お七に) はしご一本」と覚えるのはなぜか．

問 2. 問 1 の知識を利用して 3^{50} を概算せよ．

問 3. a, b を定数とするとき，方程式 $\mathrm{logit}(p) = a + bx$ によって定まる関数 $p(x) = \mathrm{logistic}(a + bx)$ を指数関数の記号を用いて表せ．

解答. 問1 次のように1から10までの常用対数がわかるから.

$\log_{10}(1) = 0,$

$\log_{10}(2) \approx 0.3010,$

$\log_{10}(3) \approx 0.4771,$

$\log_{10}(4) \approx 2\log_{10}(2) \approx 0.6020$ （0.6021の方が正確），

$\log_{10}(5) \approx \log_{10}(10) - \log_{10}(2) \approx 0.6990,$

$\log_{10}(6) \approx \log_{10}(2) + \log_{10}(3) \approx 0.7781,$

$\log_{10}(7) \approx 0.8451,$

$\log_{10}(8) \approx 3\log_{10}(2) \approx 0.9030$ （0.9031の方が正確），

$\log_{10}(9) \approx 2\log_{10}(3) \approx 0.9542,$

$\log_{10}(10) = 1.$

指数表示にすると，

$1 = 10^0, \quad 2 \approx 10^{0.3010}, \quad 3 \approx 10^{0.4771}, \quad 4 \approx 10^{0.6020}, \quad 5 \approx 10^{0.6990},$

$6 \approx 10^{0.7781}, \quad 7 \approx 10^{0.8451}, \quad 8 \approx 10^{0.9030}, \quad 9 \approx 10^{0.9452}, \quad 10 = 10^1.$

これらを使って次のような1桁の計算ができる.

$7 \times 8 \approx 10^{0.8451+0.9030} = 10^{1.7481} \approx 6 \times 10^1.$

問2 $\log_{10}(3^{50}) = 50\log_{10}(3) \approx 23.86$ なので $3^{50} \approx 10^{0.86} \times 10^{23} \approx 7 \times 10^{23}$

（注） 問1の例と同じように，$3^{50} \approx 10^{0.4771 \times 50} \approx 10^{23.86} \approx 7 \times 10^{23}$ という具合に指数表示で計算する方が簡単かもしれないし，それでもよい.

問3 $\ln\left(\dfrac{p}{1-p}\right) = a + bx$ であるとき $\dfrac{p}{1-p} = \exp(a + bx)$ であるから，

$p = \dfrac{1}{1 + \exp(-a - bx)}$ である.

（注1） $\tanh\left(\dfrac{f}{2}\right) = \dfrac{e^{f/2} - e^{-f/2}}{e^{f/2} + e^{-f/2}} = \dfrac{1 - e^{-f}}{1 + e^{-f}}$ であることから，

$\mathrm{logistic}(f) = \dfrac{1}{2}\left(1 + \dfrac{1 - e^{-f}}{1 + e^{-f}}\right) = \dfrac{1}{1 + \exp(-f)}$ である.

（注2） p を確率として，そのロジットが何らかの因子 x の1次式 $a + bx$ であると考えることを，ロジスティックモデルと呼ぶ.

ここまでの理解のポイント

□ Napier の対数が $y = \dfrac{1}{x}$ $(x > 0)$ の AUC であることを，図を用いて説明することができる．

□ 自然指数関数とその記号について，説明することができる．

□ 対数関数は面積として定義され，指数関数はその逆関数として定義されるという流れを理解する．

□ 常用対数を使って，日常的な概数計算をすることができる．

□ 双曲線関数の逆関数を求めることができる．

ここまでの定着のポイント（復習用）

□ $\ln(x)$ や $\exp(x)$ を使った式に馴染み，違和感がなくなる．（例えば $\exp(9) = \{\exp(3)\}^3$ という式の意味がすぐにわかる．）

□ ロジスティック関数，ロジット関数，オッズおよびそれらの間の関係について，説明することができる．

□ 次ページの演習問題について，似た問題を解くことができる．

□（発展）神聖ローマ帝国，大航海時代，30年戦争，フランス革命といった西洋の歴史について興味を持ち，数学だけでなく，より広範の文化の歴史的背景について，自ら調べることができる．

第4章の演習問題

1. (1) 近似的に $1.01^{69} = 2.0$ が成り立つことから，$\ln(2.0)$ の近似値を求めよ．

(2) 近似的に $1.01^{69} = 2.0$ と $1.01^{110} = 3.0$ が成り立つことから，$\ln(6.0)$ の近似値を求めよ．

2. 近似的に $1.01^{180} = 6.0$ と $1.01^{120} = 3.3$ が成り立つことから，$\sqrt[3]{36}$ の近似値を求めよ．

3. 次の近似的な計算結果をもとにして (1) と (2) に答えよ．

$1.01^{10} = 1.1,\ 1.01^{18} = 1.2,\ 1.01^{26} = 1.3,\ 1.01^{34} = 1.4,\ 1.01^{41} = 1.5.$

(1) $(1.5 \times 10^3)/(1.2 \times 10^5)$ の近似値を求めよ．

(2) $(1.1 \times 10^3)^4$ の近似値を求めよ．

4. 対数について次の計算をせよ．

(1) $\log_3(6) - \log_9(4)$

(2) $\log_2(9)/\log_2(3)$

5. (1) $n = 1, 2, \ldots, 10$ に対して $\log_{10}(n)$ の値を小数第 3 位まで答えよ．

(2) (1) に基づいて 3^{12} の値が 50 万から 60 万の間であることを説明せよ．

6. 近似的に $\ln(10) = 2.3$ が成り立つことから，$\exp(-2.3)$ の近似値を求めよ．

7. 近似的に $\exp(-0.7) = 0.50$ が成り立つことから，$\exp(-1.4)$ の近似値を求めよ．

8. $\mathrm{logit}(p(x)) = -2 + 3x$ から定まる関数 $p(x) = \mathrm{logistic}(-2 + 3x)$ を $p(x) = \dfrac{1}{1 + \exp(-f(x))}$ と書くとき，$f(x)$ を求めよ．

第4章演習問題の解答

1. (1) $\ln(2.0) \approx 0.69$.　　(2) $\ln(6.0) \approx 0.69 + 1.10 = 1.79 \approx 1.8$.

2. $\ln(\sqrt[3]{36}) = \dfrac{2}{3}\ln(6.0) \approx 1.2 \approx \ln(3.3)$.　$\therefore \sqrt[3]{36} \approx 3.3$.

3. (1) $1.01^{41-18} \times 10^{3-5} \approx 1.3 \times 10^{-2}$.
(2) $1.01^{10.4} \times 10^{3.4} \approx 1.5 \times 10^{12}$.

4. (1) $\dfrac{\ln(6)}{\ln(3)} - \dfrac{2\ln(2)}{2\ln(3)} = \dfrac{\ln(3)}{\ln(3)} = 1$.　(2) $\dfrac{2\ln(3)}{\ln(2)} \cdot \dfrac{\ln(2)}{\ln(3)} = 2$.

5. (1) $\log_{10}(1) = 0.000$,　　$\log_{10}(2) \approx 0.301$,　　$\log_{10}(3) \approx 0.477$,
$\log_{10}(4) = 2\log_{10}(2) \approx 0.602$,　　$\log_{10}(5) = \log_{10}(10) - \log_{10}(2) \approx 0.699$,
$\log_{10}(6) = \log_{10}(2) + \log_{10}(3) \approx 0.778$,　　$\log_{10}(7) \approx 0.845$,
$\log_{10}(8) = 3\log_{10}(2) \approx 0.903$,　　$\log_{10}(9) = 2\log_{10}(3) \approx 0.954$,
$\log_{10}(10) = 1.000$.
(2) $3^{12} \approx 10^{0.477 \cdot 12} \approx 10^{0.72} \times 10^5$ で $5 \approx 10^{0.699} < 10^{0.72} < 10^{0.778} \approx 6$.

6. $\exp(-2.3) \approx \exp(\ln(0.10)) = 0.10$.

7. $\exp(-1.4) = \{\exp(-0.7)\}^2 \approx (0.50)^2 \approx 0.25$.

8. $\ln\left(\dfrac{p}{1-p}\right) = a + bx$ のとき $\dfrac{p}{1-p} = \exp(a+bx)$ であるから,
$p = \dfrac{1}{1+\exp(-a-bx)}$ である. また $\tanh\left(\dfrac{f}{2}\right) = \dfrac{1-\mathrm{e}^{-f}}{1+\mathrm{e}^{-f}}$ から,
$\mathrm{logistic}(x) = \dfrac{1}{2}\left(1 + \dfrac{1-\mathrm{e}^{-f}}{1+\mathrm{e}^{-f}}\right) = \dfrac{1}{1+\mathrm{e}^{-f}}$ である.
いずれにせよ, $f(x) = -2 + 3x$ がわかる.

第 **5** 章

基礎解析

5.1 微積分計算 (calculus)

5.1.1 1変数の微積分の設定

calculus は「小石」を意味するラテン語の名詞であり，医学では現在でも「結石」の意味で用いる．数学では特に計算 (calculation) としての微積分を意味する．微積分における**演算子** (operator) の操り方は，まるで様々な小石を使う魔術である．演算子とは，数字や文字以外に式に現れる「=」や「+」などの記号であるが，微積分では「lim」,「d」,「D」,「∫」など，新たな演算子が次々に出てくる．また任意の実数より大きい数を新たな文字 ∞ で表し，無限大 (infinity) と呼ぶ．$-\infty$ は任意の実数より小さいとする．

1変数の微積分の対象は，1変数関数 $y = f(x)$ である．定義域 A は以下で説明する区間 (interval)，または互いに交わらない複数の区間の合併であり，ターゲットは $\mathbb{R}$ である：a, b を実数または $\pm\infty$ として，両端を含まない $(a, b) = \{x \in \mathbb{R} \mid a < x < b\}$ を開 (open) 区間，両端を含めた $[a, b] = \{x \in \mathbb{R} \cup \{\infty, -\infty\} \mid a \le x \le b\}$ を閉 (closed) 区間，左端のみを含む $[a, b) = \{x \in \mathbb{R} \cup \{-\infty\} \mid a \le x < b\}$ を右半開区間，右端のみを含む $(a, b] = \{x \in \mathbb{R} \cup \{\infty\} \mid a < x \le b\}$ を左半開区間，以上をまとめて区間と呼ぶ．両端が実数である区間は有界 (bounded) であると言う．

1変数関数に限らず，一般に写像 f の定義域 A を部分集合 B にとり直したものを $f|_B$ と書き，制限 (restriction) と呼ぶ．ターゲットの部分集合 $f(B) = \{f(x) \mid x \in B\}$ を $f|_B$ の像 (image) と呼ぶ．

5.1.2　計算のやり方（その1）

「『$x \neq c$ かつ $x \approx c$』ならば $f(x) \approx r$」を $\lim\limits_{x \to c} f(x) = r$ と書き，x を c に近づけた $f(x)$ の極限 (limit) は r であると言う．ここで近似 $f(x) \approx r$ の精度はいくらでも高くできるとし，したがって極限は r 以外にはないとする．$\lim\limits_{x \to c} f(x) = f(c)$ のとき $f(x)$ は点 c で連続 (continuous) と言う．定義域の任意の点で連続なことを単に連続と言う．連続な関数のグラフを $x = c$ の近くで左右に引きのばし，見える範囲で $x \approx c$ とすれば $f(x) \approx f(c)$ であり，グラフは高さ $f(c)$ の水平な直線と見分けがつかない．さて関数 $y = F(x)$ から次の関数を導く操作が，分母が小さくなるにもかかわらず，できたとする．

$$\frac{\mathrm{d}y}{\mathrm{d}x} = \lim_{h \to 0} \frac{F(x+h) - F(x)}{x+h \ - \ x \ \ (=h)}.$$

分子と分母が差の形なので，この操作を微分法 (differentiation) と呼ぶ[1]．左辺は単に z と書いてよい．微分法で導かれる関数を導関数 (derivative) と呼び，$\dfrac{\mathrm{d}y}{\mathrm{d}x} = \dfrac{\mathrm{d}}{\mathrm{d}x} F(x)$ と書く．すると面白いことに $\dfrac{\mathrm{d}x}{\mathrm{d}x} = \dfrac{\mathrm{d}}{\mathrm{d}x} x = 1$ となる．こうした面白さを忘れて $\mathrm{D} = \dfrac{\mathrm{d}}{\mathrm{d}x}$ として $\mathrm{D}\{F(x)\}$ と書くのも便利であり，略して $\mathrm{D}F(x)$ と書いたり，高校の教科書のように $F'(x)$ と書いたりすれば，代入するとき便利である．a, b, c が定数のとき $aF(x) + bG(x) + c$ の導関数は $\mathrm{D}\{aF(x) + bG(x) + c\} = a\mathrm{D}F(x) + b\mathrm{D}G(x)$ である．

　定義域を区間 I とする非負連続関数 $f(x) \geq 0$ と I の要素 a に対し，変数 $z \in I$ が $z \geq a$ のとき図形 $\{(x, y) \in \mathbb{R}^2 \mid a \leq x \leq z$ かつ $0 \leq y \leq f(x)\}$ の面積を $F(z)$，$z < a$ のとき図形 $\{(x, y) \in \mathbb{R}^2 \mid z \leq x \leq a$ かつ $0 \leq y \leq f(x)\}$ の面積を $-F(z)$ とおく．$F(x)$ を $f(x)$ の反導関数 (anti-derivative)，原始関数 (primitive)，あるいは単に AUC と呼び，$F(z) = \displaystyle\int_a^z f(x)\mathrm{d}x$，変数を変

---

[1] 微分可能であることはグラフ上の各点を中心に縦横に同じ割合で拡大したときに直線に見えてくることを意味する．$y = |x|$ などの折れ線は，横に引きのばすと直線に見えてくるので連続であるが，折れ点を中心に相似拡大しても折れたままであり，一般に折れ線は折れ点で微分不可能である．微分可能な関数は連続だが，逆は成り立たない．

えて $F(x) = \displaystyle\int_a^x f(t)\mathrm{d}t$ などと書く. 反導関数の値 $F(b) = \displaystyle\int_a^b f(x)\mathrm{d}x$ を定積分 (definite integral) と呼ぶ. $F(x)$ を $f(x)$ の反導関数と呼ぶのは, 連続関数 $f(x)$ のグラフが $x = z$ の近くで高さ $f(z)$ の水平な直線と区別されず,

$$\mathrm{D}F(z) = \lim_{h \to 0} \frac{\text{底辺 } h \text{ 高さ } f(z) \text{ の長方形の面積}}{\text{その長方形の底辺 } h} = f(z)$$

であり, $f(x)$ が $F(x)$ の導関数だからである. このことは $f(x) \geq 0$ と限らなくても, x 軸より下の部分の面積を負の面積として差し引きすれば成り立つ. 反導関数は, 定数 a を取り換えれば, $F(x) + C$ のように定数 C の違いが現れてしまうものであるが, 差に着目する限り $\{F(x+h)+C\} - \{F(x)+C\} = F(x+h) - F(x)$ となるので, C の値にこだわる理由はない. 実際,

$$\mathrm{D}F(x) = f(x) \Leftrightarrow \int f(x)\mathrm{d}x = F(x) + C, \qquad \int_a^b f(x)\mathrm{d}x = F(b) - F(a).$$

さて対数の定義は $\displaystyle\int_1^x \frac{1}{t}\mathrm{d}t = \ln(x)$ であり, $x > 0$ において $\mathrm{D}\ln(x) = \dfrac{1}{x}$ が成り立つ. つまり $\displaystyle\lim_{h \to 0} \frac{\ln(x+h) - \ln(x)}{h} = \frac{1}{x}$ である. $x < 0$ でも

$$\mathrm{D}\ln(|x|) = \mathrm{D}\ln(-x) = \lim_{-h \to 0} \frac{\ln(-x+h) - \ln(-x)}{-h} = \frac{1}{-(-x)} = \frac{1}{x}$$

であるから, 絶対値つきの公式 $\mathrm{D}\ln(|x|) = \dfrac{1}{x}$ になる. この x に $y = f(x)$ を代入して x を h だけ変化させると, $\ln(|y|)$ の変化 $\ln(|f(x+h)|) - \ln(|f(x)|)$ を y の変化 $f(x+h) - f(x)$ で割った商は近似的に $\dfrac{1}{f(x)}$ に等しくなるので,

$$\frac{\ln(|f(x+h)|) - \ln(|f(x)|)}{x+h-x} \approx \frac{1}{f(x)} \frac{f(x+h) - f(x)}{x+h-x} \approx \frac{\mathrm{D}f(x)}{f(x)}$$ であり,

対数微分の公式: $\quad \mathrm{D}\{\ln(|f|)\} = \dfrac{\mathrm{D}f}{f} \quad (\Leftrightarrow \mathrm{D}f = f \cdot \mathrm{D}\{\ln(|f|)\})$

という万能とも思える計算公式が得られる. 使い方は次のようにする.

$$\mathrm{D}(x^a) = x^a \cdot \mathrm{D}\{\ln(|x^a|)\} = x^a \cdot \mathrm{D}\{a\ln(|x|)\} = x^a \cdot a \cdot \frac{1}{x} = ax^{a-1},$$

$$\mathrm{D}(a^x) = a^x \cdot \mathrm{D}\{\ln(a^x)\} = a^x \cdot \mathrm{D}\{x\ln(a)\} = a^x \cdot \ln(a)\mathrm{D}(x) = a^x \ln(a).$$

これらの結果は導き方とともに覚えておこう．そして次のように使う．

$$\mathrm{D}(x^3) = 3x^2, \qquad \mathrm{D}\left(\sqrt{x}\right) = \frac{1}{2\sqrt{x}} \quad (\sqrt{x} = x^{1/2}),$$

$$\mathrm{D}\exp(x) = \exp(x) \quad (\exp(x) = \mathrm{e}^x, \quad \ln(\mathrm{e}) = 1).$$

また y と z が x の関数である場合に，それらの積の導関数は

$$\mathrm{D}(yz) = yz \cdot \mathrm{D}\{\ln(|yz|)\} = yz \cdot [\mathrm{D}\{\ln(|y|)\} + \mathrm{D}\{\ln(|z|)\}]$$

$$= yz \cdot \left(\frac{\mathrm{D}y}{y} + \frac{\mathrm{D}z}{z}\right) = (\mathrm{D}y)z + y(\mathrm{D}z).$$

応用は $\mathrm{D}\{x\ln(x)\} = 1 \cdot \ln(x) + x \cdot \dfrac{1}{x} = \ln(x) + 1$ などである．商の導関数は

$$\mathrm{D}\left(\frac{y}{z}\right) = \frac{y}{z} \cdot \mathrm{D}\left\{\ln\left(\frac{|y|}{|z|}\right)\right\} = \frac{y}{z} \cdot (\mathrm{D}\{\ln(|y|)\} - \mathrm{D}\{\ln(|z|)\})$$

$$= \frac{y}{z} \cdot \left(\frac{\mathrm{D}y}{y} - \frac{\mathrm{D}z}{z}\right) = \frac{(\mathrm{D}y)z - y(\mathrm{D}z)}{z^2}.$$

応用は $\mathrm{D}\left(\dfrac{x}{x^2+1}\right) = \dfrac{1 \cdot (x^2+1) - x \cdot (2x+0)}{(x^2+1)^2}$ などである．使っていると万能に思えてくるが，それは高校までの関数の世界が狭いからである．

問題 5.1（その 1）

問．次の関数を微分せよ．
(1) $(2x^3 + 1)\exp(x)$　　(2) $x\ln(x)$　　(3) x^x　　(4) $\ln(x)/x$　　(5) $x^{1/x}$

解答. (1) $6x^2\exp(x) + (2x^3+1)\exp(x) = (2x^3 + 6x^2 + 1)\exp(x)$

(2) $1 \cdot \ln(x) + x \cdot (1/x) = \ln(x) + 1$　　(3) $x^x\mathrm{D}\{x\ln(x)\} = x^x\{\ln(x) + 1\}$

(4) $\dfrac{(1/x) \cdot x - \ln(x) \cdot 1}{x^2} = \dfrac{1 - \ln(x)}{x^2}$　　(5) $x^{1/x} \cdot \mathrm{D}\dfrac{\ln(x)}{x} = x^{1/x} \cdot \dfrac{1 - \ln(x)}{x^2}$

ここまでの理解のポイント

- □ 無限大の記号を使うことができる.
- □ 開区間と閉区間の区別をすることができる.
- □ 定義域とターゲットと像について，説明することができる.
- □ 関数の極限について，説明することができる.
- □ 関数が連続であることについて，式を用いて説明することができる.
- □ 関数が連続であることについて，グラフを用いて説明することができる.
- □ 関数が微分可能であることについて，グラフを用いて説明することができる.
- □ 連続関数の反導関数を AUC として図示し，積分記号によって表すことができる.
- □ 連続関数の反導関数を微分するとどうなるか，説明することができる.
- □ $\ln(|x|)$ と $\ln(|f(x)|)$ の導関数を求めることができる.
- □ 対数微分の公式から，$f(x)$ と $g(x)$ の積と商の微分公式を導くことができる.

ここまでの定着のポイント（復習用）

- □ 対数微分の公式を利用して，x^a や $\sqrt{x}$ の導関数を求めることができる.
- □ 対数微分の公式を利用して，$\exp(x)$ や a^x の導関数を求めることができる.
- □ 積や商の微分公式を利用して，$x\ln(x)$ や $\ln(x)/x$ の導関数を求めることができる.
- □ 対数微分の公式を利用して，x^x や $x^{1/x}$ の導関数を求めることができる.

5.1.3 計算のやり方 (その2)

Δx などは変数とする[2]. $y = f(x)$ で x, y を固定して $y + \Delta y = f(x + \Delta x)$ とおくと, Δy は Δx の関数となる. Δx を x の変化とすれば Δy は対応する y の変化である. もし $y = f(x)$ のグラフが各点の近くで接線 (tangent line) に近ければ, $\dfrac{\Delta y}{\Delta x}$ の Δx を 0 に近づけた極限 $\dfrac{\mathrm{d}y}{\mathrm{d}x} = \mathrm{D}f$ はその傾きになる. $p < q \Rightarrow f(p) < f(q)$ (あるいは $f(p) > f(q)$) のとき $f(x)$ は増加関数 (あるいは[3] 減少関数) と言う. 定義域 $I = (a, b)$ において $\mathrm{D}f \neq 0$ である 関数 $f(x)$ は増加または減少し, 像 $f(I)$ は開区間となる. このとき y を x に 写す写像は $f(I)$ を定義域とする関数になる. これを $y = f(x)$ の逆関数と 呼び, $x = f^{-1}(y)$ と書く. $x \in I$ のとき $f^{-1} \circ f(x) = x$, $y \in f(I)$ のとき $f \circ f^{-1}(y) = y$ である. $b = f(a)$ のとき, $y = b$ における $x = f^{-1}(y)$ の接 線の「傾き」は, $x = a$ における $y = f(x)$ の接線の傾きの逆数なので,

$$\mathrm{D}f^{-1}(y) = \frac{\mathrm{d}}{\mathrm{d}y}f^{-1}(y) = \frac{\mathrm{d}x}{\mathrm{d}y} = \frac{1}{\mathrm{D}f(x)} = \frac{1}{(\mathrm{D}f) \circ f^{-1}(y)}.$$

$\mathrm{D}f$ が連続のとき, f を C^1 級関数と言う. f が C^1 級で $\mathrm{D}f \neq 0$ のとき, 逆関数 f^{-1} も C^1 級である. 2つの C^1 級関数 $y = f(x)$, $z = g(y)$ の合成 $z = g \circ f(x)$ も C^1 級であり, $\dfrac{\Delta z}{\Delta x} = \dfrac{\Delta z}{\Delta y} \cdot \dfrac{\Delta y}{\Delta x}$ の極限[4] $\dfrac{\mathrm{d}z}{\mathrm{d}x} = \dfrac{\mathrm{d}z}{\mathrm{d}y} \cdot \dfrac{\mathrm{d}y}{\mathrm{d}x}$ から

$$\mathrm{D}(g(f(x))) = (\mathrm{D}g)(f(x)) \cdot \mathrm{D}f(x).$$

よって次のように各微分公式から「f バージョン」の微分公式が派生する.

$$\mathrm{D}(x^a) = ax^{a-1} \quad \Rightarrow \quad \mathrm{D}\{(f(x))^a\} = a(f(x))^{a-1}\mathrm{D}f(x),$$

$$\mathrm{D}(\sqrt{x})(= \mathrm{D}(x^{1/2})) = \frac{1}{2\sqrt{x}} \quad \Rightarrow \quad \mathrm{D}\sqrt{f(x)} = \frac{\mathrm{D}f(x)}{2\sqrt{f(x)}}, \qquad \cdots.$$

---

[2] 積と間違えないように Δ_x とでもすべきだが, 余計に煩雑になるので慣例に従う.

[3] 「あるいは」(英語では resp.) という表現が続くときは対応があるものとする. 今の場合, $f(p) < f(q)$ のとき増加関数, $f(p) > f(q)$ のとき減少関数という対応がある.

[4] 厳密には $\Delta y \neq 0$ と限らず, $h(y) = \begin{cases} \{g(y) - g(b)\}/(y-b) & (y \neq b = f(a)) \\ \mathrm{D}g(b) & (y = b) \end{cases}$ の連続性から $\displaystyle\lim_{x \to a} \frac{g(f(x)) - g(f(a))}{x - a} = \lim_{x \to a} h(f(x)) \cdot \frac{f(x) - f(a)}{x - a} = \mathrm{D}g(b) \cdot \mathrm{D}f(a)$.

使い方は，$D\sqrt{x^2+1} = \dfrac{D(x^2+1)}{2\sqrt{x^2+1}} = \dfrac{2x+0}{2\sqrt{x^2+1}} = \dfrac{x}{\sqrt{x^2+1}}$ などである．
なお，対数微分の公式も実は「f バージョン」の公式である．つまり，

$$D\ln(|x|) = \frac{1}{x} \quad \Rightarrow \quad D\ln(|f(x)|) = \frac{Df(x)}{f(x)}.$$

また「f バージョン」の公式を利用した積分計算を置換積分と言う．

正の連続関数の反導関数は逆関数を持つ．$1/x\ (x>0)$ の反導関数 $\ln(x)$ の逆関数が $\exp(x)$ であり，Df^{-1} の公式から $D\exp(x) = \exp(x)$ である．一般に D を含む方程式を，（常）微分方程式 ((ordinary) differential equation) と言う．微分方程式 $Dy = y$ は，初期条件 $(x,y) = (0,1)$ の下で，$y = \exp(x)$ を定義するものである．実際，方程式を $yD\{\ln(|y|)\} = y$ と変形して，$y = 0$ または $\ln(|y|) = x + C$ であり，0 または $\pm\exp(C)$ を任意の実数 A として，解は $y = A\exp(x)$ である．初期条件から $A = 1$ なので $y = \exp(x)$ である．

問題 5.1（その 2）

問 1. f バージョンの公式 $D(f^a) = af^{a-1}Df$ を用いて微分せよ．
(1) $\{\ln(x+1)\}^3$　　(2) $\{\ln(x^2)\}^2$　　(3) $\sqrt{\ln(x^2)}$　　(4) $1/\sqrt{1-x^2}$

問 2. $\displaystyle\int \frac{x\exp\left(\sqrt{1-x^2}\right)}{\sqrt{1-x^2}}\,dx = -\exp\left(\sqrt{1-x^2}\right) + C$ を示せ．

解答． 問 1 (1) $3\{\ln(x+1)\}^2 \cdot \dfrac{1}{x+1}$　　(2) $2\{\ln(x^2)\} \cdot \dfrac{2x}{x^2} = \dfrac{8\ln(x)}{x}$

(3) $\dfrac{1}{2}\{\ln(x^2)\}^{-1/2} \cdot \dfrac{2x}{x^2} = \dfrac{1}{x\sqrt{2\ln(x)}}$

(4) $\dfrac{-1}{2}\{1-x^2\}^{-3/2} \cdot (-2x) = \dfrac{x}{(1-x^2)\sqrt{1-x^2}}$

問 2　$D\left\{-\exp\left(\sqrt{1-x^2}\right)\right\} = -\exp\left(\sqrt{1-x^2}\right) \cdot \dfrac{1}{2}(1-x^2)^{-1/2} \cdot (-2x)$

$= \dfrac{x\exp\left(\sqrt{1-x^2}\right)}{\sqrt{1-x^2}}$．（置換積分とは，これに気づく積分計算である．）

5.1.4　極限の求め方

Johann Bernolli による l'Hospital 卿の法則

(1) $\lim\limits_{x \to c} f(x) = \lim\limits_{x \to c} g(x) = 0, \mathrm{D}g(x) > 0, \lim\limits_{x \to c} \dfrac{\mathrm{D}f(x)}{\mathrm{D}g(x)} = r \Rightarrow \lim\limits_{x \to c} \dfrac{f(x)}{g(x)} = r$

(2) $\lim\limits_{x \to c} g(x) = \infty, \mathrm{D}g(x) > 0, \lim\limits_{x \to c} \dfrac{\mathrm{D}f(x)}{\mathrm{D}g(x)} = r \Rightarrow \lim\limits_{x \to c} \dfrac{f(x)}{g(x)} = r$

を以下 Bernoulli-l'Hospital の定理と呼び，極限の計算に応用する．例えば

$$\lim_{x \to 0} \frac{a^x - 1(\to 1 - 1 = 0)}{\ln(x+1)(\to \ln(1) = 0)} = \lim_{x \to 0} \frac{a^x \ln(a)}{1/(x+1)} = \ln(a),$$

$$\lim_{x \to \infty} \frac{x^2}{a^x(\to \infty)} = \lim_{x \to \infty} \frac{2x}{a^x \ln(a)(\to \infty)} = \lim_{x \to \infty} \frac{2}{a^x (\ln(a))^2(\to \infty)} = 0.$$

n 回微分した $\mathrm{D}^n f$ が連続のとき，f を C^n 級関数と言う．連続関数は C^0 級である．C^n 級関数 $f(x)$ の定義域の点 a について次の漸近展開が成り立つ．

$$f(x) = f(a) + \frac{\mathrm{D}f(a)}{1!}(x-a) + \cdots + \frac{\mathrm{D}^n f(a)}{n!}(x-a)^n + \mathrm{o}(|x-a|^n).$$

ただし最後の項は式ではなく，$\lim\limits_{x \to a} \dfrac{g(x)}{h(x)} = 0$ $(h(x) > 0)$ を $g(x) = \mathrm{o}(h(x))$ と書く Edmund Landau の記法である．証明は

$$g_{f,n}(x) = f(x) - f(a) - \frac{\mathrm{D}f(a)}{1!}(x-a) - \cdots - \frac{\mathrm{D}^n f(a)}{n!}(x-a)^n \mathrm{D}^n f(a)$$

とおいて，Bernoulli-l'Hospital の定理を繰り返し適用し，

$$\lim_{x \to a} \frac{g_{f,n}(x)(\to 0)}{(x-a)^n(\to 0)} = \cdots = \lim_{x \to a} \frac{g_{\mathrm{D}^n f,0}(x)(\to 0)}{n!} = 0$$

から $g_{f,n}(x) = \mathrm{o}(|x-a|^n)$ として終わる．ここで $n! = 1 \cdot 2 \cdots n$ は n の階乗 (factorial) であり，$0! = 1$ である．具体例は $\mathrm{D}^n \exp(0) = \exp(0) = 1$ から

$$\exp(x) = \frac{1}{0!} + \frac{x}{1!} + \frac{x^2}{2!} + \cdots + \frac{x^n}{n!} + \mathrm{o}(|x|^n) \quad (\exp(x) \text{ の漸近展開}).$$

応用は $\displaystyle\lim_{x\to 0}\frac{e^x-1-x-\frac{1}{2}x^2}{x^3}=\lim_{x\to 0}\frac{\frac{1}{6}x^3+o(|x|^3)}{x^3}=\frac{1}{6}$ などである.

　対数関数は連続関数の反導関数だから微分可能であり，特に連続である．よって $\displaystyle\lim_{x\to c}\ln(x)=\ln\left(\lim_{x\to c}x\right)$ のような「lim の出し入れ」ができるので

$$\lim_{x\to 0}\ln\left((1+x)^{1/x}\right)=\lim_{x\to 0}\frac{\ln(1+x)(\to 0)}{x(\to 0)}=\lim_{x\to 0}\frac{1/(1+x)}{1}=1=\ln(e)$$

から $\displaystyle\lim_{x\to 0}(1+x)^{1/x}=e$ が得られる．1.01^{100} などに近いわけである．

問題 5.1（その 3）

問 1. 次の極限を求めよ.

(1) $\displaystyle\lim_{x\to 0}\frac{2\ln(x+1)-2x+x^2}{x^3}$ 　　(2) $\displaystyle\lim_{x\to\infty}x^3\exp(-x^2)$

(3) $\displaystyle\lim_{x\to\infty}\frac{(\ln(x))^2}{x}$ 　　(4) $\displaystyle\lim_{x\to\infty}\frac{(\ln(x^3))^5}{x}$

(5) $\displaystyle\lim_{x\to 0}\frac{6e^x-6-6x-3x^2-x^3}{x^4}$

問 2. $\ln(1+x)=x-\dfrac{1}{2}x^2+\cdots+\dfrac{(-1)^{n-1}}{n}x^n+o(|x|^n)$ を問 1 (1) に使え.

解答. 問 1 (1) $\displaystyle\lim_{x\to 0}\frac{\dfrac{2}{x+1}-2+2x}{3x^2}=\lim_{x\to 0}\frac{2}{3+3x}=\frac{2}{3}$

(2) $\displaystyle\lim_{x\to\infty}\frac{x^3}{\exp(x^2)}=\lim_{x\to\infty}\frac{3x^2}{2x\exp(x^2)}=\cdots=\lim_{x\to\infty}\frac{3}{4x\exp(x^2)}=0$

(3) $\displaystyle\lim_{x\to\infty}\frac{(\ln(x))^2}{x}=\lim_{x\to\infty}\frac{2\ln(x)\cdot 1/x}{1}=\lim_{x\to\infty}\frac{2\ln(x)}{x}=\lim_{x\to\infty}\frac{2/x}{1}=0$

(4) $\displaystyle\lim_{x\to\infty}\frac{(\ln(x^3))^5}{x}=\lim_{x\to\infty}\frac{3^5\cdot 5\{\ln(x)\}^4}{x}=\cdots=\lim_{x\to\infty}\frac{3^5\cdot 5!}{x}=0$

(5) $\displaystyle\lim_{x\to 0}\frac{6e^x-6-6x-3x^2-x^3}{x^4}=\lim_{x\to 0}\frac{(6/4!)x^4+o(|x|^4)}{x^4}=\frac{1}{4}$

問 2 $\displaystyle\lim_{x\to 0}\frac{2(x-\frac{1}{2}x^2+\frac{1}{3}x^3+o(|x|^3))-2x+x^2}{x^3}=\lim_{x\to 0}\frac{\frac{2}{3}x^3+o(|x|^3)}{x^3}=\frac{2}{3}$

5.1.5 微分法の幾何学的・物理学的解釈

幾何学 (geometry) とは図形の数学のことである．関数 $y = f(x)$ のグラフは平面上の曲線であり，$(\mathrm{D}f)(c)$ はこの曲線に点 $(c, f(c))$ で接する接線の傾きである．一般に接線を引くことができる滑らかな曲線は，各点の近くで媒介変数 (parameter) と呼ばれる変数 t を用いて，$\mathrm{D} = \mathrm{d}/\mathrm{d}t$ として，

$$\{(x(t), y(t)) \in \mathbb{R}^2 \mid t \in \mathbb{R}(\text{の一部})\} \quad ((\mathrm{D}x, \mathrm{D}y) \neq (0, 0))$$

と表示される．$\mathrm{D}x \neq 0$ のときは媒介変数をとり直して $x(t) = t$ とすることができるので，$(\mathrm{D}x, \mathrm{D}y) \neq (0, 0)$ は曲線が各点の近くで x の関数 y のグラフまたは y の関数 x のグラフであることを意味する．（$(\mathrm{D}x, \mathrm{D}y) = (0, 0)$ となる点を特異点 (singularity) として許すこともある．）物理学の用語で t を時間 (time)，$(x(t), y(t))$ を動点の位置 (position)，$(\mathrm{D}x, \mathrm{D}y)$ を速度 (velocity)，$\sqrt{(\mathrm{D}x)^2 + (\mathrm{D}y)^2}$ を速さ (speed) と呼ぶ．速度の傾き $\dfrac{\mathrm{D}y}{\mathrm{D}x} = \dfrac{\mathrm{d}y/\mathrm{d}t}{\mathrm{d}x/\mathrm{d}t} = \dfrac{\mathrm{d}y}{\mathrm{d}x}$ は接線の傾きである．位置は速度の積分であり，速さの積分は曲線の弧長 (arc-length) である．速さが 1 になる媒介変数を弧長座標と呼ぶ．

Bernoulli-l'Hospital（ベルヌイ・ロピタル）の定理を解釈する．t が c に近づくにつれて原点 $(0, 0)$ に近づく動点 $(x(t), y(t))$ を考え，速度の傾き $\dfrac{\mathrm{D}y(t)}{\mathrm{D}x(t)}$ の極限を r とする．曲線に原点で引いた接線の傾きは r であろうから，原点と $(x(t), y(t))$ を通る直線の傾き $\dfrac{y(t)}{x(t)}$ の極限は r であろう．これが法則 (1) である．次に原点と動点 $(x(t), y(t))$ を結ぶ線分を考え，それを動径と呼ぶ．動径の長さが無限大になるとき動点は無限の彼方に行く．そのとき速度の傾きが r に近づくならば動径の傾きも r に近づくだろうというのが法則 (2) である．

反時計回りに回転しながら長さを変える動径が通過する部分の面積を $S(t)$ とすると $\mathrm{D}S(t) = \dfrac{1}{2}\{x(t)\mathrm{D}y(t) - y(t)\mathrm{D}x(t)\}$ である．これは位置と速度を並べた 2 次正方行列の行列式の半分である．物理学では，位置と速度のなす三角形の面積が面積速度 $\mathrm{D}S$ であり，Kepler（ケプラー）の法則などに現れる．面積速度は動径が時計回りに動くときは負になる．動径の傾きが r に近づくことは面積速度が 0 に近づくことを含意しないことに注意する．

（補足）関数の展開

以下の各公式は単なる漸近展開ではない. 収束半径 $R \in [0, \infty]$ というものが付記されており, $-R < x < R$ のとき両辺が本当に相等しいからである. ただし $x < -R$ や $x > R$ のときは, 右辺の和が定まらないという意味で正しくない. また $x = -R$ や $x = R$ のときは, 右辺の和が定まる場合に限って正しい. 驚くべきことに, 各公式は両辺を（右辺は各項別に）微分したり積分したりしても, 同じ収束半径を持つ正しい公式になる. 例えば (1) を微分すれば再び (1) であり, (2) を微分すれば (3), (3) を微分して符号を変えれば (2) である. 以上は Abel<ruby>アーベル</ruby> の業績の一部である. Abel<ruby>アーベル</ruby> は 26 歳で亡くなった 19 世紀初頭の天才であり, 16 歳で (7) の証明を得た.

(1) $\exp(x) = 1 + x + \dfrac{x^2}{2!} + \cdots + \dfrac{x^n}{n!} + \cdots$ $\qquad (R = \infty)$

(2) $\sin(x) = x - \dfrac{x^3}{3!} + \cdots + \dfrac{(-1)^n x^{2n+1}}{(2n+1)!} + \cdots$ $\qquad (R = \infty)$

(3) $\cos(x) = 1 - \dfrac{x^2}{2!} + \cdots + \dfrac{(-1)^n x^{2n}}{(2n)!} + \cdots$ $\qquad (R = \infty)$

(4) $\dfrac{1}{1+x} = 1 - x + \cdots + (-1)^n x^n + \cdots$ $\qquad (R = 1)$

(5) $\ln(1+x) = x - \dfrac{x^2}{2} + \cdots + \dfrac{(-1)^{n+1} x^{n+1}}{n+1} + \cdots$ $\qquad (R = 1)$

(6) $\arctan(x) = x - \dfrac{x^3}{3} + \cdots + \dfrac{(-1)^{n+1} x^{2n+1}}{2n+1} + \cdots$ $\qquad (R = 1)$

(7) $(1+x)^a = 1 + ax + \dfrac{a(a-1)}{2!} x^2$

$\qquad + \cdots + \dfrac{a(a-1) \cdots (a-n+1)}{n!} x^n + \cdots$ $\qquad (R = 1)$

（注）第 3 章の公式から次のようにして (4) を得る. (5) は (4) を積分すれば得られる. (6) は (4) の x を x^2 に置き換えてから積分すれば得られる.

$$a + ar + ar^2 + ar^3 + \cdots = \lim_{n \to \infty} \frac{a(1 - r^n)}{1 - r} = \frac{a}{1 - r} \quad (|r| < 1).$$

ここまでの理解のポイント

- □ 任意の微分公式から，f バージョンの微分公式を作ることができる．
- □ 逆関数の微分法について，具体的に $\mathrm{D}\exp(x)$ の場合について，説明することができる．
- □ 微分方程式による $\exp(x)$ の定義について，説明することができる．
- □ Bernoulli-l'Hospital の定理によって極限の計算が微分の計算に帰着することを理解する．
- □ 具体的な場合に，漸近展開公式を，Bernoulli-l'Hospital の定理によって説明することができる．
- □ 漸近展開公式を利用した極限の計算ができる．
- □ 動点の位置と速度の関係について説明することができる．
- □ 速度と速さの関係について説明することができる．
- □ 速度がベクトルで，速さがスカラーであることを理解することができる（3.2節の復習を含む）．
- □ 動点の道のりと速さの関係について説明することができる．
- □ Bernoulli-l'Hospital の定理を幾何学的に説明することができる．

ここまでの定着のポイント（復習用）

- □ 問題5.1（その1）と似た問題を解くことができる．
- □ 問題5.1（その2）と似た問題を解くことができる．
- □ 問題5.1（その3）と似た問題を解くことができる．
- □ 面積速度が行列式で表されることを説明できる（3.2節の復習を含む）．
- □（発展）微積分の時代の前には，ドイツの Kepler による地動説の完成，フランスの Descartes による座標平面とコギト的存在の発明があった．これらのことを時代背景として知っておくとよい．

5.2 差分和分 (discrete calculus)

数列の項 c_n を c_1 からひと続きに並べた和の形式 $c_1 + c_2 + c_3 + \cdots$ を級数 (series, ひと続き) と呼ぶ. $S_n = c_1 + c_2 + \cdots + c_n$ を第 n 部分和, $S = \lim_{n \to \infty} S_n$ を和と呼ぶ. 部分和 S_n を $\sum_{k=1}^{n} c_k$ と書くことから, 級数と和を区別せず $\sum_{n=1}^{\infty} c_n$ と書く. 部分和と項をそれぞれ数列と考えたとき, 前者から後者を求めるのが数列の差分 (discrete derivation, 離散微分), 後者から前者を求めるのが数列の和分 (discrete integral, 離散積分) である. すなわち,

- $\{a_n\}$ と「a_{-1}」から $\{b_n\}$ を $b_n = a_n - a_{n-1}$ で定めるのが $\{a_n\}$ の差分
- $\{b_n\}$ と a_0 から $\{a_n\}$ を $a_n = a_0 + \sum_{k=1}^{n} b_k$ で定めるのが $\{b_n\}$ の和分

である. x 軸を間隔 $h > 0$ で細かく刻み, 関数 $y = f(x)$ の値を数列 $\{a_n\}$ とすれば, 差分を h で割った商 $\dfrac{a_n - a_{n-1}}{h}$ は導関数 $\lim_{-h \to 0} \dfrac{f(x-h) - f(x)}{-h} = \lim_{h \to 0} \dfrac{f(x) - f(x-h)}{h}$ を近似し, h を掛けた積の和分 $b_0 + \sum_{k=1}^{n} a_k h$ は, ある不定積分 $C + \int y \mathrm{d}x$ を近似する. h を $\mathrm{d}x$ と書き, $\dfrac{\mathrm{d}y}{\mathrm{d}x}$ を導関数の記号, $\int$ を積分記号としたのは Leibnitz である. 差分和分と微分積分が同じ思想であることは記号からもよくわかる[5]. 微分と積分を互いに逆の操作としたことは 17 世紀の Newton と Leibnitz の画期的な発明であるが, 差分と和分を互いに逆の操作として往復する技術は非常に古く, 紀元前のバビロニア天文学の基本であった[6].

---

[5] Σ は summation の S を意味する. 同じ意味で, 積分を長い s という古文字 $\int$ で書く.

[6] 古代バビロニアの神官たちは, 地上から見た他の惑星の複雑な運動を, 差分によって三角関数に似た簡単な周期性を持つ数列に置き換え, 和分によって未来の惑星の位置を予測した. Neugebauer がこの技術の詳細を粘土板から読み取ったのは 1930 年代である. バビロニアに続き, ギリシャとアレクサンドリアの人々は, 三角関数と円によって惑星の運動を俯瞰するイメージを構築した. こうした古代数学がどのようにして Leibnitz に引き継がれたかは, 彼の宗教的背景を含めて興味深い.

　差分和分をわかり易くするため，関数の世界で x^2 や x^3 が果たす役割を，数列の世界では $n(n+1)$ や $n(n+1)(n+2)$ といった連続整数の積に任せる．つまり次のように無理に展開をせずに計算するのが望ましいと考える．

$$p_n = 4n(n+1)(n+2) - 3n(n+1) - 4n + 7,$$

$$q_n = 2n(n+1)(n+2) + 5n(n+1) + 2n - 2$$

$$\Rightarrow \ p_n + q_n = 6n(n+1)(n+2) + 2n(n+1) - 2n + 5.$$

関数 $x(x+h)(x+2h)$ について $h \approx 0$ と思えば $x(x+h)(x+2h) \approx x^3$ であり，$x = nh$ として n が大きいと思えば $x(x+h)(x+2h) = h^3 n(n+1)(n+2)$ である．このことは関数と数列の世界がつながっていることを示唆する．

公式.　m 次の連続整数の積 $a_n = n(n+1)\cdots(n+m-1)$ の差分和分は

$$a_n - a_{n-1} = m \cdot n(n+1)\cdots(n+m-2),$$

$$C + \sum_{k=1}^{n} a_k = C + \frac{n(n+1)\cdots(n+m)}{m+1}.$$

これらは $\mathrm{D}(x^m) = m x^{m-1}$ と $C + \displaystyle\int_0^x t^m \mathrm{d}t = C + \frac{x^{m+1}}{m+1}$ に対応する．

　また，第3章で準備しておいた公式 $(1+r+r^2+\cdots+r^{n-1})(1-r) = 1-r^n$ から，次の公式が得られる．

公式.　$L = 1 - \dfrac{1}{r},\ r \neq 1$ のとき，$a_n = r^n$ の差分和分で L は $\ln(r)$ のように振舞い，$a_n - a_{n-1} = L a_n,\ C + \displaystyle\sum_{k=1}^{n} a_k = C + \frac{a_n - 1}{L}$ が成り立つ．対応する微積分は $\mathrm{D}(r^x) = \ln(r) r^x,\ C + \displaystyle\int_0^x r^t \mathrm{d}t = C + \frac{r^x - 1}{\ln(r)}$ である．

ここまでの理解のポイント

□ 級数と数列の違いについて，説明することができる．

□ 部分和は数列をなすことを説明することができる．

□ 差分について，具体的に説明することができる．

□ 和分について，具体的に説明することができる．

□ Newton と Leibniz の発明について，説明することができる．

□ 古代バビロニア天文学の基本について，説明することができる．

□ 数列を書くとき，多項式の2次の項に相当する項を，$cn(n+1)$ という連続整数の積の形にすることについて，説明することができる．

□ 差分和分と微分積分の類似性について，多項式の場合に説明することができる．

□ 差分和分と微分積分の類似性について，指数関数の場合に説明することができる．

ここまでの定着のポイント（復習用）

□ 次ページの問題 5.2 と似た問題を解くことができる．

□ 漸近展開の公式

$$f(x) = f(0) + \frac{\mathrm{D}f(0)}{1!}x + \frac{\mathrm{D}^2 f(0)}{2!}x^2$$

$$+ \cdots + \frac{\mathrm{D}^n f(0)}{n!}x^n + \mathrm{o}(|x|^n)$$

（$f(x)$ が n 次式のときは $\mathrm{D}^{n+1}f(x) = 0$ なので $\mathrm{o}(|x|^n)$ は 0.）

と問題 5.2 の (3) で用いる公式

$$a_n = a_0 + \frac{b_0}{1!}n + \frac{c_0}{2!}n(n+1)$$

$$+ \frac{d_0}{3!}n(n+1)(n+2) + \frac{e_0}{4!}n(n+1)(n+2)(n+3)$$

（ただし $\{e_n\}$ は定数列とする．したがって $e_n - e_{n-1} = 0.$）

を比較して，類似している点を説明できる．

問題 5.2

問 1. 次の和を求めよ.

(1) $\displaystyle\sum_{k=1}^{n}\{4k(k+1)(k+2)+6k(k+1)+4k+2\}$　(2) $\displaystyle\sum_{k=1}^{n}2\cdot 3^{k}$

問 2. $1\cdot 2\cdot 3+2\cdot 3\cdot 4+3\cdot 4\cdot 5+\cdots+10\cdot 11\cdot 12$ を計算せよ.

問 3. 一般項 a_n を推定せよ: $a_1=-31$, $a_2=-120$, $a_3=-255$, $a_4=-400$, $a_5=-495$, $a_6=-456$, $a_7=-175$.

解答.

問 1. (1) $n(n+1)(n+2)(n+3)+2n(n+1)(n+2)+2n(n+1)+2n$

(2) $3(3^{n}-1)$　問 2. $\dfrac{10\cdot 11\cdot 12\cdot 13}{4}=4290$

問 3. $\{a_n\}$ をどんどん差分して $\{b_n\}$, $\{c_n\}$, $\{d_n\}$, $\{e_n\}$ とすると,

n	0	1	2	3	4	5	6	7
a_n	(0)	-31	-120	-255	-400	-495	-456	-175
b_n	(15)	(-31)	-89	-135	-145	-95	39	281
c_n	(-10)	(-46)	(-58)	-46	-10	50	134	242
d_n	(-60)	(-36)	(-12)	(12)	36	60	84	108
e_n	(24)	(24)	(24)	(24)	(24)	24	24	24

となる. ただし括弧をつけた数値は $e_n=24$ が一定であると推定してから遡って求めたものである. このとき漸近展開に似た公式があって,

$$a_n = a_0 + \frac{b_0}{1!}n + \frac{c_0}{2!}n(n+1)$$
$$+\frac{d_0}{3!}n(n+1)(n+2)$$
$$+\frac{e_0}{4!}n(n+1)(n+2)(n+3)$$
$$= 15n - 5n(n+1) - 10n(n+1)(n+2) + n(n+1)(n+2)(n+3)$$

となる. 結果を差分していけば公式の仕組みがわかるだろう.

5.3　微分法 (differentiation)

本格的な数学では用語を定義して定理 (theorem, 証明すること) を証明する. 次の定義に続く 4 つの定理の証明に挑戦し, 公理を理解してほしい.

定義. 1) 自然数 n を c_n という形式に写す写像を $\{c_n\}$ あるいは $c_0, c_1, \ldots$ と書き, **列** (sequence) と呼ぶ. 途中でやめた $c_0, \ldots, c_m$ を**有限列**と呼ぶ.

2) 自然数の列 $\{i_n\}$ が不等式の列 $i_0 < i_1 < \cdots$ を満たすとき, $\{c_{i_n}\}$ を $\{c_n\}$ の**部分列** (subsequence) と呼ぶ. 例えば番号が素数の $c_2, c_3, c_5, c_7, c_{11}, \ldots$ は部分列である. 途中でやめた $c_{i_0}, \ldots, c_{i_m}$ を**有限部分列**と呼ぶ.

3) 命題の列 $\{P_n\}$ において, 偽となる命題の全てが有限部分列をなすとき, 命題 P_n は**事実上** (eventually, 最後には) 成り立つと言う.

4) $\{c_n\}$ を実数列, c を実数とする. $c \in I$ を満たす任意の開区間 I が事実上 $c_n \in I$ を満たすとき, $\lim_{n \to \infty} c_n = c$ と書き, $\{c_n\}$ は c に**収束する** (convergent) と言う. また ∞ を端とする任意の開区間が c_n を事実上含むとき, $\{c_n\}$ は ∞ に収束すると言う ($-\infty$ も同様). 収束しない数列は発散する (divergent) と言う. ただし ∞ への収束を ∞ への発散と言うこともある. 関数 $f(x)$ の定義域 A 内の点列 $\{c_n\}$ が $c_n \neq c$, $\lim_{n \to \infty} c_n = c$ を満たすとき, そのような任意の $\{c_n\}$ が $\lim_{n \to \infty} f(c_n) = r$ を満たすことを $\lim_{x \to c} f(x) = r$ と書く (これは r が実数の場合, 「$0 < |x - c| < h_n$ ならば $|f(x) - r| < 10^{-n}$」を満たす正の数の列 $\{h_n\}$ ($\lim_{n \to \infty} h_n = 0$ としてよい) が存在することと同値).

5) 有界閉区間 $[a, b]$ に対して $a = x_0 \leq t_1 \leq x_1 \leq \cdots \leq t_m \leq x_m = b$ を**タグ付き** (tagged) 分割と呼び, $f(t_1)(x_1 - x_0) + \cdots + f(t_m)(x_m - x_{m-1})$ を **Riemann 和**と呼ぶ. ここで各 $f(t_i)$ はタグ t_i における値である.

6) 有界閉区間 $[a, b]$ 上の正の関数 $h(x)$ に対して $x_i - x_{i-1} \leq h(t_i)$ ($i = 1, \ldots, m$) を満たすタグ付き分割が存在するとき, $h(x)$ を**ゲージ** (gauge, 物差し) と呼ぶ. またそのようなタグ付き分割は $h(x)$ に関して細かいと言う.

定理 (挟み撃ちの定理 (squeeze theorem)). $\{a_n\}, \{b_n\}, \{c_n\}$ が事実上 $a_n \leq c_n \leq b_n$ を満たし, $\lim_{n \to \infty} a_n = \lim_{n \to \infty} b_n = a$ であるならば, $\lim_{n \to \infty} c_n = a$.

定理[7]. (1) $a > 0 \Rightarrow \lim_{n \to \infty} na = \infty$, (2) $\lim_{n \to \infty} \dfrac{a}{n} = 0$, (3) $\lim_{n \to \infty} \dfrac{a}{10^n} = 0$.

定理. $\lim_{n \to \infty} a_n = a \in \mathbb{R}$, $\lim_{n \to \infty} b_n = b \in \mathbb{R} \Rightarrow \lim_{n \to \infty} (a_n \pm b_n) = a \pm b$.

定理. 事実上 $a_n \le b_n$（あるいは $a_n < b_n$）である 2 つの列 $\{a_n\}$, $\{b_n\}$ がそれぞれ実数 a, b に収束するならば $a \le b$ である．（もし $a_n < b_n$ であっても $a_n = 0$ と $b_n = 1/n$ のように極限が等しい場合があることに注意する．）

公理. 有界閉区間上の任意の正の関数はゲージである．

定義. $A \subset \mathbb{R}$, $A \neq \emptyset$ に対して集合

$$U(A) = \{M \in \mathbb{R} \mid x \in A \Rightarrow x \le M\}$$

の要素を A の上界 (upper bound) と呼ぶ．下 (lower) 界も同様に定義する．

最小上界定理. $A \neq \emptyset$, $U(A) \neq \emptyset$ のとき A の最小上界が存在する．

証明. 背理法のために $a \in A$ と $b \in U(A)$ をとり，$U(A)$ に最小値が存在しないと仮定する．$a \in U(A)$ とすると a が $U(A)$ の最小値となってしまうから，$a \notin U(A)$, $a < b$．区間 $[a, b]$ 上の正の関数 $h(x)$ を次のように定める．$x \notin U(A)$ のときは x より大きい A の要素 a' をとって $h(x) = a' - x$ とする．$x \in U(A)$ のときは x より小さい $U(A)$ の要素 b' をとって $h(x) = x - b'$ とする．公理より $h(x)$ に関して細かい $x_0, \ldots, x_m, t_1, \ldots, t_m$ が存在する．このとき $h(x)$ の定め方から，$t_i \notin U(A) \Rightarrow x_i \notin U(A)$ と $t_{i+1} \in U(A) \Rightarrow x_i \in U(A)$ がわかる．これらから順に $t_m \in U(A)$ と $t_1 \notin U(A)$ が得られ，間のどこかで $t_p \notin U(A)$, $t_{p+1} \in U(A)$ となる．再び $h(x)$ の定め方から $x_p \notin U(A)$ と $x_p \in U(A)$ が得られ，互いに矛盾する．証明終．

---

[7] ここでは $a > 0$ のとき，0 より大きく a より小さい有理数が存在することを使ってよいとする．これは Archimedes（アルキメデス）の公理というものを認めることを意味する．ただし今は有理数の範囲で考えておいて，後で公理を使って小数が実数を定めるといったこと（Archimedes（アルキメデス）の公理を含む）を証明してから，有理数に限らず実数の範囲で同じことができることを確認すればよいので，こっそり認めてしまうわけではない．

多くの教科書[8] では最小上界定理が公理とされ，以下の定理が示される．

完備性 (completeness) 定理． 閉区間 I に対して $\{c_n\}$ が事実上 $c_n \in I$ を満たすならば，$\{c_n\}$ は I の要素に収束する部分列を持つ．

区間縮小 (nested interval) 定理． $a_0 \leq a_1 \leq a_2 \leq \cdots$，$b_0 \geq b_1 \geq b_2 \geq \cdots$，$a_n \leq b_n$，$\lim_{n \to \infty}(b_n - a_n) = 0$ のとき $\{a_n\}$ と $\{b_n\}$ は同じ実数に収束する．

凸性 (convexity) 定理． 部分集合 $A \subset [-\infty, \infty]$ は，「$a, b \in A \Rightarrow [a, b] \subset A$」を満たすとき，区間である．

問題 (積と商の極限)．$\lim_{n \to \infty} a_n = a$，$\lim_{n \to \infty} b_n = b$ のとき $\lim_{n \to \infty}(a_n b_n) = ab$ を示せ．さらに $b_n \neq 0$，$b \neq 0$ のとき $\lim_{n \to \infty}(a_n/b_n) = a/b$ を示せ．ただし自然対数関数 $\ln(x)$ が連続であること（後述）は既知とする．

解答の概略． a_n, b_n が事実上正の場合，$\ln(a_n b_n) = \ln(a_n) + \ln(b_n)$ の極限として $\ln(ab) = \ln(a) + \ln(b)$ である．また $b \neq 0$ のとき，事実上 $|b_n| > |b|/2$ だから，$(0 \leq) \left| \dfrac{1}{b_n} - \dfrac{1}{b} \right| \leq \dfrac{2}{b^2} |b_n - b|$ であり，挟み撃ちの定理で $1/b_n$ は $1/b$ に収束する（したがって $y = 1/x$ は連続）．a/b は a と $1/b$ の積である．

　次の 2 つの定理の意味は，図を書けばすぐにわかる．

中間値定理 (intermediate value theorem, IVT)．開区間 I を定義域とする連続関数 $f(x)$ の像は区間である．（ただし像は開区間とは限らない．）

極値定理 (extremal value theorem, EVT)．開区間 $I = (a, b)$ を定義域とする連続関数 $f(x)$ の像 $f(I)$ が右端を含まないならば，$\{f(x_n)\}$ がその右端に収束するような I 上の数列 $\{x_n\}$ を，$\{x_n\}$ が I の左端または右端に収束するようにとることができる．左端についても同様．

---

[8] 例えば『微分積分 (共立講座 21 世紀の数学 1)』(黒田成俊，共立出版)．

ある開区間 I への制限 $f|_I$ の最大・最小値を関数 f の極大・極小 (maximal/minimal) 値，まとめて極値と呼ぶ．極値 $f(c)$ に左右両方から接近することを考えると，$\mathrm{D}f(c) \geq 0$ かつ $\mathrm{D}f(c) \leq 0$ から，$\mathrm{D}f(c) = 0$ がわかる．

系 (corollary, 定理からわかること)．$I = (a, b)$ を定義域とする連続関数 $f(x)$ は，$\displaystyle\lim_{x \to a} f(x) = \lim_{x \to b} f(x)$ のとき，最大値または最小値を持つ．したがって $f(x)$ が同じ値を2回とれば，その間のどこかで極値をとる．

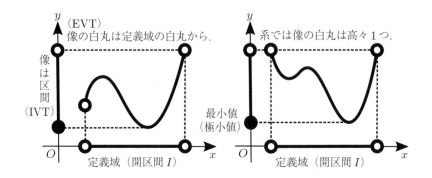

平均値定理 (mean value theorem, MVT)．有界開区間 $I = (a, b)$ を定義域とする微分可能関数 $f(x)$ について，$\displaystyle\lim_{x \to a} f(x) = p$，$\displaystyle\lim_{x \to b} f(x) = q$ がともに実数ならば，$(\mathrm{D}f)(c) = (q - p)/(b - a)$ を満たす I の要素 c が存在する．

証明． $f(x) - \dfrac{q - p}{b - a}(x - a)$ は I の両端で p に収束する．EVT から $(\mathrm{D}f)(c) - \dfrac{q - p}{b - a} = 0$ を満たす I の要素 c が存在する．証明終．

MVT は平均変化率を傾きとする接線が引けることを意味する．そこから $\mathrm{D}f > 0$ のとき f が増加することや Bernoulli-l'Hospital の定理[9] が出てくる．

---

[9] (g, f) を動点の位置と思えば，MVT から $\dfrac{f(b) - f(a)}{g(b) - g(a)} = \dfrac{\mathrm{D}f(c)}{\mathrm{D}g(c)}$ となる c が存在する (Cauchy の MVT)．ただし $\mathrm{D}g > 0$ であり，$f(b)$ などは極限．これを用いた Bernolli-l'Hospital の定理の完全版は A. Taylor, *Amer. Math. Month.* 59-1(1952) を見よ．

5.4 積分法 (integration)

　本節の目的は，強力なゲージ積分を導入し，微積分の基本定理の完全版を入手することである．証明は与えるが，後の問題ができればよい．

　まず議論を整理するために，ほとんど意味のない概念を定義する．

定義． (1) 正の関数の列 $h_n(x) > 0$ が $f(x)$ の定義域内の閉区間 I における**連続性のゲージ列**であるとは，各 $z \in I$ について $|x - z| < h_n(z)$ を満たす任意の $x \in I$ が $|f(x) - f(z)| < 10^{-n}$ を満たすことである．
(2) 正の関数の列 $h_n(x) > 0$ が $f(x)$ の定義域内の閉区間 I における**微分可能性のゲージ列**とは，各 $z \in I$ について $0 < |x - z| < h_n(z)$ を満たす任意の $x \in I$ が $\left| \dfrac{f(x) - f(z)}{x - z} - (\mathrm{D}f)(z) \right| < 10^{-n}$ を満たすことである．

　これらのゲージ列が存在することは，単に連続であるとか微分可能であるとかと同値である．実際，$\lim_{x \to c} f(x) = r$ の定義において c と r が実数のとき，「$0 < |x - c| < h_n$ ならば $|f(x) - r| < 10^{-n}$」となる正の数の列 $\{h_n\}$ が存在する．各 h_n は c を定数としたときの定数だから，c の関数である．

　また $h_n(x)$ がゲージ列であるならば $0 < g_n(x) < h_n(x)$ を満たす任意の $g_n(x)$ もゲージ列である．つまりゲージ列は勝手に小さいものに取り換えることが可能である．その際，連続性については次のようにできる．

定理（一様 (uniform) 連続性）．連続性のゲージ列は定数の列としてよい．
証明． 背理法のために $x_i, z_i \in I$ $(i = 1, 2, \dots)$ が $|x_i - z_i| < 1/i$ と $|f(x_i) - f(z_i)| \geq 10^{-n}$ を満たすようにとれるとする．（このことが否定されれば，n から決まるある i について，$h_n = 1/i$（定数）とおくと，「$|x - z| < h_n \Rightarrow |f(x) - f(z)| < 10^{-n}$」には反例 $(x, z) = (x_i, z_i)$ が存在せず，成り立つことになる．）完備性定理から，このような対の列 $\{(x_i, z_i)\}$ は $\{x_i\}$ が収束し，さらに $\{z_i\}$ が収束する部分列を持つ．その部分列において x_i と z_i は同じ点に収束し，$|f(x_i) - f(z_i)| \geq 10^{-n}$ となって連続性に矛盾する．証明終．

系. MVT から，C^1 級関数の微分可能性のゲージ列は定数の列としてよい.

証明. $Df(x)$ は連続関数なので，I における連続性のゲージ列として定数列 h_n をとると，$|x - z| < h_n$ ならば $|(Df)(x) - (Df)(z)| < 10^{-n}$ である. 今 MVT から $x \neq z$ のとき $\dfrac{f(x) - f(z)}{x - z} = (Df)(c)$ となる c を x と z の間にとることができるので，上の h_n が $f(x)$ の微分可能性のゲージ列となる条件は $0 < |x - z| < h_n$ $(\Rightarrow |c - z| < h_n)$ ならば $|(Df)(c) - (Df)(z)| < 10^{-n}$ と書くことができる. この条件は上で満たされている. 証明終.

そもそもゲージとは何であったかを思い出しておこう. まず関数 $f(x)$ の定義域に含まれる有界閉区間 $[a, b]$ に対して，$a = x_0 \leq t_1 \leq x_1 \leq \cdots \leq t_m \leq x_m = b$ をタグ付き分割と呼び，$f(t_1)(x_1 - x_0) + \cdots + f(t_m)(x_m - x_{m-1})$ を Riemann 和と呼ぶのだった. 分割後の小区間は $[x_{i-1}, x_i]$ であり，$f(t_i)$ はタグ $t_i \in [x_{i-1}, x_i]$ における f の値である.

次に有界閉区間 $[a, b]$ 上の正の関数 $h(x)$ に対して，各タグにおける h の値よりもそれが属する小区間の幅が短いようなタグ付き分割，つまり $x_i - x_{i-1} \leq h(t_i)$ $(i = 1, \ldots, m)$ を満たすタグ付き分割が存在するとき，$h(x)$ をゲージと呼び，そのようなタグ付き分割は全て，$h(x)$ に関して細かいと言うのだった. 工学におけるゲージとは，計測の基準器のことであるから，任意のタグ付き分割の細かさを $h(x)$ という基準で測るという感覚から，$h(x)$ は確かにゲージであると言えるだろう.

ゲージとタグ付き分割と Riemann 和の関係から，次の定義は自然である.

定義. 開区間 I 上の関数 $f(x)$ の起点 $a \in I$ から任意の $z \in I$ までのゲージ積分が $F(z)$ であるとは，$z = a$ のときは $F(a) = 0$ であり，$z \neq a$ のときは積分のゲージ列と呼ばれる $h_n(x) > 0$ が存在して，区間 $[a, z]$ または $[z, a]$ のタグ付き分割が $h_n(x)$ に関して細かいならば，$f(x)$ の Riemann 和と $F(z)$ の差の絶対値が 10^{-n} より小さいことを言う. また $h_n(x)$ を定数の列としてとることができるとき，ゲージ積分を Riemann 積分（通常の積分）と呼ぶ.

ゲージ積分が一意に定まるのは，閉区間上の任意の正の関数はゲージであ

るという公理 (別の公理から導くときは「Cousin の補題」と言う) のおかげ
である. 次の定理が, 欲しかった微積分の基本定理の完全版である.

微積分の基本定理. 開区間 I を定義域とする微分可能関数 $G(z)$ が与えられ
たとき, 任意の点 $a \in I$ に対して, $f(x) = DG(x)$, $F(z) = G(z) - G(a)$ と
おくと, $F(z)$ は a を起点とする $f(x)$ のゲージ積分である.

証明. $z > a$ の範囲で示す. $G(z)$ の $[a, z]$ での微分可能性のゲージ列を
$g_n(x)$ とすると, $x_i - x_{i-1} < g_n(t_i)$ となる列 $a = x_0 \le t_1 \le x_1 \le t_2 \le$
$\cdots \le t_m \le x_m = z$ について, $x = x_{i-1}$ または $x_i \Rightarrow |x - t_i| < g_n(t_i) \Rightarrow$
$\left| \dfrac{G(x) - G(t_i)}{x - t_i} - f(t_i) \right| < 10^{-n}$ である. $z - a < 10^k$ となる k をとり,
$h_n(x) = g_{n+k}(x)$ として, $x_i - x_{i-1} < h_n(t_i)$ のときは

$$|G(x_i) - G(t_i) - f(t_i)(x_i - t_i)| < 10^{-n-k}(x_i - t_i),$$
$$|G(t_i) - G(x_{i-1}) - f(t_i)(t_i - x_{i-1})| < 10^{-n-k}(t_i - x_{i-1})$$

である. $i = 1, \ldots, n$ についてこれらの和をとり, $0 < z - a < 10^k$ と
$G(z) - G(a) = F(x)$ を用いると $|F(z) - (\text{Riemann 和})| < 10^{-n}$. 証明終.

　上の証明と一様連続性定理の系から, 全ての C^1 級関数が C^0 級関数
の Riemann 積分であり, 全ての C^0 級関数が C^1 級関数の導関数であるこ
とがわかる. C^1 級関数に限定した MVT は, C^0 級関数の積分を長方形の面
積で置き換えるものとして解釈されるとき, 積分の MVT と呼ばれる.

　以上で 1 変数の微積分が完成した. 関数は連続関数の積分から定義される
ので, 全ての極限計算に Bernoulli-l'Hospital の定理を使うのは自然である.
$1/x$ の積分として定義される対数を利用して, 積や商の極限を計算したの
は, 対数を使わない説明よりも合理的である. 対数微分で真数が 0 になる点
が気になった人は, 次のように Bernoulli-l'Hospital の定理を使うとよい.

例. $f(x) = x^a$ のとき $Df(x) = x^a D\{\ln(|x^a|)\} = ax^a D\{\ln(|x|)\} = ax^{a-1}$
で $a > 1 \Rightarrow Df(0) = \lim\limits_{x \to 0} \dfrac{x^a - 0^a (\to 0)}{x - 0 (\to 0)} = \lim\limits_{x \to 0} \dfrac{D(x^a)}{1} = \lim\limits_{x \to 0} ax^{a-1} = 0.$

問題 5.4

問 1. Euler (オイラー) の対数積分 $\mathrm{Li}(x)$ は $\int_2^x \dfrac{\mathrm{d}t}{\ln(t)}$ と定義される.

(1) 導関数 $\mathrm{DLi}(x)$ を求めよ.

(2) 合成関数の導関数 $\mathrm{D}\{\mathrm{Li}(\exp(x))\}$ を求めよ.

(3) 極限 $\displaystyle\lim_{x \to \infty} \dfrac{\ln(x)}{\mathrm{Li}(x)}$ を求めよ.

問 2. $f(c_n) \neq 0$ $(n = 1, 2, \dots)$, 他の点で $f(x) = 0$ の $f(x)$ のゲージ積分は 0 であることを, ゲージ列を $h_n(c_k) = \dfrac{10^{-n}}{2^k |f(c_k)|}$ とおいて確かめよ.

(注) このことから, 定義域上の任意の数列において被積分関数が例外値をとることは, ゲージ積分の結果に影響しないことがわかる. 極端な例では, 正の分数の全ては, 分子と分母の和が小さいものから順に並べることができるので, 正の有理数全体は数列として実現できる. また正と負の有理数を交互に並べることにより, 有理数全体を数列として実現できる. したがって, 仮に全ての有理数点において関数の値を変更しても, 積分の結果には何も影響しないことになる. 反対に, 積分は無理数の豊富さを表すと言える.

解答. 問 1 (1) $\mathrm{DLi}(x) = \dfrac{1}{\ln(x)}$.

(2) (1) から f バージョン $\mathrm{D}\{\mathrm{Li}(f(x))\} = \dfrac{\mathrm{D}f(x)}{\ln(f(x))}$ の公式を作る.

$$f(x) = \exp(x) \ \Rightarrow \ \mathrm{D}\{\mathrm{Li}(\exp(x))\} = \frac{\mathrm{D}\exp(x)}{\ln(\exp(x))} = \frac{\exp(x)}{x}.$$

(3) $\displaystyle\lim_{x \to \infty} \frac{\ln(x)(\to \infty)}{\mathrm{Li}(x)} = \lim_{x \to \infty} \frac{1/x}{1/\ln(x)} = \lim_{x \to \infty} \frac{\ln(x)}{x} = \lim_{x \to \infty} \frac{1}{x} = 0.$

問 2 $\left| 0 - \displaystyle\sum_{i=1}^m f(t_i)(x_i - x_{i-1}) \right| < \displaystyle\sum_{k=1}^{\infty} |f(c_k)| h_n(c_k) = \sum_{k=1}^{\infty} \frac{10^{-n}}{2^k} = 10^{-n}.$

ここまでの理解のポイント

☐　公理，定理，系の違いについて，解説することができる．

☐　IVT，EVT，MVT について，図解することができる．

☐　極値においては，接線の傾きが0となることを解説することができる．

☐　$\mathrm{D}f > 0$ のとき f が増加することを証明することができる．

☐　ゲージとタグ付き分割と Riemann 和について，図解することができる．

☐　導関数を起点を決めて積分すれば元の関数に戻るという，ゲージ積分の枠組みがあることを理解する．

☐　連続関数は簡易なゲージ積分である Riemann 積分ができて，その反導関数を微分すれば元の連続関数に戻ることを理解する．

ここまでの定着のポイント（復習用）

☐　問題5.4の問1について，似た問題を解くことができる．

☐　見たことのない関数でも，連続関数の反導関数として定義された関数であれば，すぐに微分することができる．

☐　連続関数の反導関数として定義された関数の微分公式について，f バージョンの公式を作ることができる．

☐　Riemann 積分は有限個の点における例外的な値を反映しないが，ゲージ積分では有理数の全体など，数列における例外的な値を反映しないことを理解する（問題5.4の問2）．

☐　（発展）最小上界定理を公理とする教科書もある．数学の各理論には超越的な同一性があり，公理はその同一性を表現するものであれば何でもよいことに気づく．この超越性は，数学が現象を説明する一方で，現象によっては規定されないという絶対性を意味することに気づく．

5.5　三角関数 (trigonometric function)

5.5.1　三角関数と円周率の定義

点 $(1, 0)$ を出発して，単位円周 $x^2 + y^2 = 1$ 上を反時計回りに進む動点の位置を，弧長座標 s を用いて $(\cos(s), \sin(s))$ と書く．s の値を角 (angle) と呼び，$\sin(s)$ を角 s の正弦 (sine) と呼ぶ．点 $(0, 1)$ に最初に至る角を直角と呼び，その2倍を π と書く（円周率の定義）．直角から反対に測った角を表す $\dfrac{\pi}{2} - s$ の値を余角 (coangle) と呼ぶ．$\cos(s)$ は余角の正弦 $\sin\left(\dfrac{\pi}{2} - s\right)$ であることから，角 s の余弦 (cosine) と呼ばれる．また $\cos(s) \neq 0$ のとき，動径の傾き $\dfrac{\sin(s)}{\cos(s)}$ を $\tan(s)$ と書いて，正接 (tangent) と呼ぶ．

5.5.2　三角関数の微積分

$-\dfrac{\pi}{2} \leq s \leq \dfrac{\pi}{2}, \sin(s) = t$ のとき，弧長 s を t の逆正弦 (arc-sine, 正弦の弧) と呼び，$s = \arcsin(t)$ と書く．動点 $(\sqrt{1 - t^2}, t)$ の速さ $\sqrt{\left(\dfrac{0 - 2t}{2\sqrt{1 - t^2}}\right)^2 + 1^2}$

$= \dfrac{1}{\sqrt{1 - t^2}}$ の反導関数が $\arcsin(t) = \displaystyle\int_0^t \dfrac{du}{\sqrt{1 - u^2}}$ なので，

$$\mathrm{D}\arcsin(t) = \frac{ds}{dt} = \frac{1}{\sqrt{1 - t^2}} = \frac{1}{\cos(s)}, \quad \mathrm{D}\sin(s) = \frac{dt}{ds} = \cos(s)$$

である．三角関数は $\sin(s + \pi) = -\sin(s), \cos(s + \pi) = -\cos(s)$ に従って拡張するので，$\mathrm{D}\sin(s) = \cos(s)$ は全ての実数 s について成り立つ．さらに $\cos(s) = \sin\left(\dfrac{\pi}{2} - s\right) = -\sin\left(s - \dfrac{\pi}{2}\right) = \sin\left(s + \dfrac{\pi}{2}\right)$ なので

$$\mathrm{D}^n \sin(s + C) = \sin\left(s + C + \frac{n\pi}{2}\right), \quad \mathrm{D}\cos(s) = -\sin(s)$$

である．高校では，逆正弦関数などの逆三角関数を導入するのではなく，単位円の面積が π であることを利用して，極限公式 $\displaystyle\lim_{x \to 0} \dfrac{\sin(x)}{x} = 1$ を「証明」し，三角関数の微積分を行った．しかしそのやり方では，円の面積をどう

やって円の周と関連付けたのかが説明できなくなる[10].

また $-\dfrac{\pi}{2} < s < \dfrac{\pi}{2}$, $\tan(s) = t$ のとき，s を t の逆正接 (arc-tangent, 正接の弧) と呼び，$s = \arctan(t)$ と書く．動点 $\left(\dfrac{1}{\sqrt{1+t^2}}, \dfrac{t}{\sqrt{1+t^2}}\right)$ の速さは

$\dfrac{1}{1+t^2}$ なので $\arctan(t) = \displaystyle\int_0^t \dfrac{\mathrm{d}u}{1+u^2}$ であり，

$$\mathrm{D}\arctan(t) = \frac{1}{1+t^2}, \quad \mathrm{D}\tan(s) = 1 + (\tan(s))^2 \left(= \frac{1}{(\cos(s))^2}\right)$$

となる．逆正弦と逆正接はどちらも弧長 s であるが，媒介変数 t が異なる．

（参考）微積分による加法定理の導出

$fg < 1$ として $h = \dfrac{f+g}{1-fg}$ とおくと，$1 + h^2 = \dfrac{(1+f^2)(1+g^2)}{(1-fg)^2}$ なので，

$$\mathrm{D}h = \frac{1+g^2}{(1-fg)^2}\mathrm{D}f + \frac{1+f^2}{(1-fg)^2}\mathrm{D}g = \frac{1+h^2}{1+f^2}\mathrm{D}f + \frac{1+h^2}{1+g^2}\mathrm{D}g.$$

両辺を $1 + h^2$ で割って積分すれば $\arctan(h) = \arctan(f) + \arctan(g)$．右辺を $a+b$ と見て $\tan(a+b) = \dfrac{\tan(a) + \tan(b)}{1 - \tan(a)\tan(b)}$．また $h = f\sqrt{1-g^2} + g\sqrt{1-f^2}$ とおいて $\sqrt{1-h^2} = \sqrt{1-f^2}\sqrt{1-g^2} - fg > 0$ とすれば，

$$\mathrm{D}h = \frac{\sqrt{1-h^2}}{\sqrt{1-f^2}}\mathrm{D}f + \frac{\sqrt{1-h^2}}{\sqrt{1-g^2}}\mathrm{D}g.$$

両辺を $\sqrt{1-h^2}$ で割って積分すれば $\arcsin(h) = \arcsin(f) + \arcsin(g)$．右辺を $a+b$ と見て $\sin(a+b) = \sin(a)\cos(b) + \cos(a)\sin(b)$．なお，積の微分公式 $\mathrm{D}(fg) = (\mathrm{D}f)g + f(\mathrm{D}g)$ を fg で割って積分すると $\ln(fg) = \ln(f) + \ln(g)$，右辺を $a+b$ と見て $\exp(a+b) = \exp(a)\exp(b)$（指数法則）を得る．

---

[10] 小学校では，円の面積公式を，少なくとも上の極限公式 $\sin(x) \approx x$ を認めて説明するので，高校で上のような「証明」をすると，前提と結論が混乱する．また議論の組み立て方以前に，三角関数と逆三角関数を同時に教えないのは問題である．

問題 5.5（その 1）

問 1　次を求めよ.　(1) $\arcsin(1)$　　(2) $\arctan(1)$　　(3) $\arcsin(-\sqrt{3}/2)$

問 2（発展）　$\displaystyle\int \{(\cos(x))^2 + \cos(x) - 1\}e^{\cos(x)}dx$ を求めよ.

解答. 問 1 (1) $\pi/2$　(2) $\pi/4$　(3) $-\pi/3$　問 2 $\sin(x)\exp(\cos(x)) + C$

$$\because\ \mathrm{D}\{\sin(x)\exp(\cos(x)) + C\}$$

$$= \{\mathrm{D}\sin(x)\}\exp(\cos(x)) + \sin(x)\exp(\cos(x))\mathrm{D}\cos(x)$$

$$= \{\cos(x) - (\sin(x))^2\}\exp(\cos(x))$$

$$= \{(\cos(x))^2 + \cos(x) - 1\}e^{\cos(x)}.$$

（注）積分計算は高校でたくさん練習するが，普通は上のような問題が解けるようにはならない．しかも今日では，積分計算は計算機にさせるべきことであり，人間は微分によって確かめればよいという考えが広まっている．しかし積分計算によって若い人の感覚を磨くことは，技術力の底上げと，科学の発展を通して，一国の経済発展にまでつながる重要なことである．医療の世界のイノベーションもまた，そうした研鑽から生まれるはずであるが，本書ではそこまでの責任を果たすことは考えず，とりあえずは微分計算と次節で学ぶ定積分の計算ができればよいと考える.

5.5.3　ガンマ・ベータ関数

定積分を求めるために次の Γ と B を導入する[11] $(s, p, q > 0)$：

$$\text{ガンマ関数}\ \ \Gamma(s)\ =\ \int_0^\infty x^{s-1}\exp(-x)dx$$

$$= 2\int_0^\infty t^{2s-1}\exp(-t^2)dt$$

$$(x = t^2,\ dx = 2tdt),$$

---

[11] Γ は γ (gamma) の大文字である．また β (beta) の大文字は b の大文字と同じ B.

$$\text{ベータ関数 } \mathrm{B}(p,q) = \int_0^1 x^{p-1}(1-x)^{q-1}\mathrm{d}x$$

$$= 2\int_0^{\pi/2}(\sin(t))^{2p-1}(\cos(t))^{2q-1}\mathrm{d}t$$

$$(x = (\sin(t))^2,\ \mathrm{d}x = 2\sin(t)\cos(t)\mathrm{d}t).$$

ただし s, p, q が 1 より小さい場合もあり，正確には次の極限である.

$$F(x) = \int_1^x x^{s-1}\exp(-x)\ \mathrm{d}x,\quad \Gamma(s) = \lim_{x\to\infty} F(x) - \lim_{x\to 0} F(x),$$

$$G(x) = \int_{1/2}^x x^{p-1}(1-x)^{q-1}\ \mathrm{d}x,\quad \mathrm{B}(p,q) = \lim_{x\to 1} G(x) - \lim_{x\to 0} G(x).$$

これらの極限はいずれも実数であり，次の便利な公式がある.

$$\Gamma(s+1) = s\Gamma(s),\qquad \mathrm{B}(p,q) = \frac{\Gamma(p)\Gamma(q)}{\Gamma(p+q)}.$$

s, p, q が正の整数のときは，$\Gamma(s) = (s-1)!$ (特に $\Gamma(1) = 1$) であり，

$$\int_0^{\pi/2}(\sin(t))^{2p-1}(\cos(t))^{2q-1}\mathrm{d}t = \frac{1}{2}\mathrm{B}(p,q) = \frac{(p-1)!\cdot(q-1)!}{2\cdot(p+q-1)!}.$$

また $\left\{\Gamma\left(\dfrac{1}{2}\right)\right\}^2 = \mathrm{B}\left(\dfrac{1}{2},\dfrac{1}{2}\right) = 2\displaystyle\int_0^{\pi/2}(\sin(t))^0(\cos(t))^0\mathrm{d}t = \pi$ であること

から $\Gamma\left(\dfrac{1}{2}\right) = \sqrt{\pi}$ という重要公式が得られ，次のような計算ができる.

$$\int_0^{\pi/2}(\sin(t))^4(\cos(t))^6\mathrm{d}t = \frac{1}{2}\mathrm{B}\left(\frac{5}{2},\frac{7}{2}\right) = \frac{\frac{3}{2}\cdot\frac{1}{2}\sqrt{\pi}\cdot\frac{5}{2}\cdot\frac{3}{2}\cdot\frac{1}{2}\sqrt{\pi}}{2\cdot 5!} = \frac{3\pi}{512},$$

$$\int_0^{\pi}(\sin(t))^5(\cos(t))^6\mathrm{d}t = 2\cdot\frac{1}{2}\mathrm{B}\left(3,\frac{7}{2}\right) = \frac{2!\cdot\Gamma\left(\frac{7}{2}\right)}{\frac{11}{2}\cdot\frac{9}{2}\cdot\frac{7}{2}\cdot\Gamma\left(\frac{7}{2}\right)} = \frac{16}{693},$$

$$\int_0^{\infty}\exp(-x^2)\ \mathrm{d}x = \frac{1}{2}\Gamma\left(\frac{1}{2}\right) = \frac{\sqrt{\pi}}{2}.$$

問題 5.5 (その 2)

問 1. 次の定積分の値を求めよ.

(1) $\displaystyle\int_0^{\pi/2} (\sin(x))^4 \mathrm{d}x$ 　　　　　(2) $\displaystyle\int_0^{\pi/2} (\sin(x))^4 (\cos(x))^7 \mathrm{d}x$

(3) $\displaystyle\int_0^{\pi/2} (\sin(x))^4 (\cos(x))^8 \mathrm{d}x$ 　　(4) $\displaystyle\int_0^{\infty} x^4 \exp(-x) \mathrm{d}x$

(5) $\displaystyle\int_0^{\infty} x^4 \exp(-x^2) \mathrm{d}x$ 　　　(6) $\displaystyle\int_0^{\infty} x^5 \exp(-x^2) \mathrm{d}x$

問 2. 公式 $\displaystyle\int_a^b (x-a)^{p-1}(b-x)^{q-1} \mathrm{d}x = (b-a)^{p+q-1} \mathrm{B}(p,q)$ を利用して,
次の定積分の値を求めよ.

(1) $\displaystyle\int_0^1 x^2 (1-x) \mathrm{d}x$ 　　　　　(2) $\displaystyle\int_1^3 (x-1)^2 (3-x) \mathrm{d}x$

(3) $\displaystyle\int_{-3}^3 \dfrac{\mathrm{d}x}{\sqrt{9-x^2}}$

解答. 問 1 (1) $\dfrac{\frac{3}{2}\cdot\frac{1}{2}\sqrt{\pi}\sqrt{\pi}}{2\cdot 2!} = \dfrac{3\pi}{16}$ 　(2) $\dfrac{\Gamma(\frac{5}{2})\cdot 3!}{2\cdot\frac{11}{2}\cdot\frac{9}{2}\cdot\frac{7}{2}\cdot\frac{5}{2}\cdot\Gamma(\frac{5}{2})} = \dfrac{16}{1155}$

(3) $\dfrac{\frac{3}{2}\cdot\frac{1}{2}\sqrt{\pi}\cdot\frac{7}{2}\cdot\frac{5}{2}\cdot\frac{3}{2}\cdot\frac{1}{2}\sqrt{\pi}}{2\cdot 6!} = \dfrac{7\pi}{2048}$ 　(4) $\Gamma(5) = 4! = 24$

(5) $\dfrac{1}{2}\Gamma\left(\dfrac{5}{2}\right) = \dfrac{1}{2}\cdot\dfrac{3}{2}\cdot\dfrac{1}{2}\sqrt{\pi} = \dfrac{3\sqrt{\pi}}{8}$ 　(6) $\dfrac{1}{2}\Gamma(3) = \dfrac{1}{2}\cdot 2! = 1$

問 2 (1) $\mathrm{B}(3,2) = \dfrac{1}{12}$ 　(2) $2^4 \cdot \mathrm{B}(3,2) = \dfrac{4}{3}$ 　(3) $6^0 \cdot \mathrm{B}\left(\dfrac{1}{2},\dfrac{1}{2}\right) = \pi$

ここまでの理解のポイント

□ 対数関数と逆三角関数の，連続関数の反導関数としての定義について，説明することができる.

□ 対数関数の導関数と，指数関数の導関数の関係について，説明することができる.

□ 逆三角関数の導関数と，三角関数の導関数の関係について，説明することができる.

□ 多項式の計算の様々な場面において，行列式という同じ形の式が繰り返し現れたように，重要な定積分の計算においても，同じ形の結果が繰り返し現れる. そのような結果としてガンマ関数とベータ関数というものがあることを理解する.

□ ベータ関数をガンマ関数によって表すことができる.

□ 分母が 2 である既約分数を半整数と呼ぶ. 正の整数値および正の半整数値におけるガンマ関数の値を答えることができる.

□ 微分公式 $\mathrm{D}\exp(x) = \exp(x)$, $\mathrm{D}\sin(x) = \cos(x)$, $\mathrm{D}\cos(x) = \sin(x)$ から，5.1 節の冪級数の公式 (1), (2), (3) の形がわかる.

ここまでの定着のポイント（復習用）

□ 問題 5.5（その 2）について，似た問題に答えることができる.

5.6 多変数関数 (function of several variables)

5.6.1 偏 (partial) 微分

多変数関数 $y = f(x_1, \ldots, x_n)$ は，グラフ上の各点で，y 方向を含む $\mathbb{R}^{n+1}$ の全方向に同じ割合で拡大すると1次関数と区別できなくなるとき，微分可能と言う．その1次関数は接超平面を表す．また y を除く $\mathbb{R}^n$ 方向に拡大すると $y = $ 定数と区別できなくなるとき，連続と言う．明らかに微分可能ならば連続である．微分可能な関数 $y = f(x_1, \ldots, x_n)$ を x_i だけの関数として微分すれば，上の接超平面の x_i 方向の傾きが得られる．この操作を偏微分と呼び，得られる導関数を $\dfrac{\partial y}{\partial x_i} = \partial_i f(x_1, \ldots, x_n)$ と書く．これらの偏導関数をまとめた $\nabla y = [\partial_1 f \ \cdots \ \partial_n f]$ を f の勾配 (gradient) と呼ぶ．例えば $y = 2x_1 + 3x_1 x_2 + x_3{}^3$ の勾配は $\nabla y = [2 + 3x_2 \ \ 3x_1 \ \ 3x_3{}^2]$ である．

$y_1 = f_1(x_1, x_2)$ と $y_2 = f_2(x_1, x_2)$ を $z = g(y_1, y_2)$ に合成した $z = h(x_1, x_2)$ の勾配 $\nabla h = [\partial_1 h \ \partial_2 h]$ を求めるには，微分法が1次関数による近似であることから，行列の計算をすればよい．もし $y_1 = ax_1 + by_1 + k, y_2 = cx_1 + dx_2 + l$, $z = py_1 + qy_2$ とすると，$h(x_1, x_2) = (pa + qc)x_1 + (pb + qd)x_2 + (pk + ql)$ なので，$\nabla h = [(pa + qc) \ \ (pb + qd)] = [p \ \ q]\begin{bmatrix} a & b \\ c & d \end{bmatrix}$ である．したがって，

$$\nabla h = [\partial_1 g \ \partial_2 g]\begin{bmatrix} \partial_1 f_1 & \partial_2 f_1 \\ \partial_1 f_2 & \partial_2 f_2 \end{bmatrix} = [\partial_1 g \partial_1 f_1 + \partial_2 g \partial_1 f_2 \ \ \partial_1 g \partial_2 f_1 + \partial_2 g \partial_2 f_2]$$

となるはずである．これを鎖 (chain) 法則と呼ぶ．右辺の $(2, 2)$-行列を $\dfrac{\partial(f_1, f_2)}{\partial(x_1, x_2)}$ または $\dfrac{\partial(y_1, y_2)}{\partial(x_1, x_2)}$ と書いて Jacobi 行列と呼ぶ．Jacobi 行列を使うと鎖法則は $\dfrac{\partial(z)}{\partial(x_1, x_2)} = \dfrac{\partial(z)}{\partial(y_1, y_2)}\dfrac{\partial(y_1, y_2)}{\partial(x_1, x_2)}$ という約分のような形になる．変数が増えても同様である．

5.6.2 重 (multiple) 積分

n 変数関数 $f(x_1, \ldots, x_n)$ を全ての変数により計 n 回偏微分したものが,どの順序で微分しても連続であるとき,最終的に得られる関数は微分の順序によらない[12].反対に,起点 $(a_1, \ldots, a_n)$ を決めて最後の関数を全ての変数で積分すると,積分の順序によらず $f(x_1, \ldots, x_n) - f(a_1, \ldots, a_n)$ に戻る.これが不定積分としての重積分である.ただし重積分と言えば,普通は積分領域 $A \subset \mathbb{R}^n$ での定積分である.まず A の特性関数 $g(x_1, \ldots, x_n)$ というものを,$(x_1, \ldots, x_n) \in A$ のとき $g = 1$,他のとき $g = 0$ と定める.そして積 fg を全ての変数について $-\infty$ から ∞ まで積分したものを $\displaystyle\int_A f(x_1, \ldots, x_n)\mathrm{d}x_1 \cdots \mathrm{d}x_n$ と書く.$\int$ を n 個重ねる古い記法もある.

例. $I = \displaystyle\int_{\{x_1{}^2 + x_2{}^2 \le 1\}} |x_1| x_2{}^2 \mathrm{d}x_1 \mathrm{d}x_2$ を求める.$|x_1| > \sqrt{1 - x_2{}^2}$ のとき $g = 0$ だから $\displaystyle\int_{-\infty}^{\infty} |x_1|^2 x_2{}^2 g \mathrm{d}x_1 = 2x_2{}^2 \int_0^{\sqrt{1 - x_2{}^2}} x_1 \mathrm{d}x_1 = x_2{}^2(1 - x_2{}^2)$.次に $|x_2| > 1$ のとき $g = 0$ だから $I = 2 \displaystyle\int_0^1 x_2{}^2(1 - x_2{}^2)\mathrm{d}x_2 = 2\left(\dfrac{1}{3} - \dfrac{1}{5}\right) = \dfrac{4}{15}$.

5.6.3 変数変換とベータ・ガンマ関数の公式

偏微分と重積分は,積分すべきものと積分する領域の双方に符号を定めることによって一体化する.積分すべきものは被積分関数そのものではなく,$\mathrm{d}x\mathrm{d}y$ まで含めた積と考え,微分形式と呼ぶ.微分形式は d のついた因数の順序を入れ換えると $\mathrm{d}x\mathrm{d}y = -\mathrm{d}y\mathrm{d}x$ のように符号が変わるとする.また xy 平面の積分領域を A とするとき,対応する yx 平面の積分領域を $-A$ と書く.すると $\mathrm{d}x\mathrm{d}y = -\mathrm{d}y\mathrm{d}x$ と $\displaystyle\int_{-A} = -\int_A$ が相殺するので,積分結果は平面の向きに依存しない.また $x = y$ とすると,$\mathrm{d}x\mathrm{d}x = -\mathrm{d}x\mathrm{d}x = 0$ がわかる.

さて $y_1 = f_1(x_1, x_2)$,$y_2 = f_2(x_1, x_2)$ のとき,∇y_1 の形から y_1 方向の変化

---

[12] これは $f(x, y)$ について,$f(x+\Delta x, y+\Delta y) - f(x+\Delta x, y) - f(x, y+\Delta y) + f(x, y)$ に 1 変数関数の MVT を x, y の順に使って $\{\partial_x f(c_1, y + \Delta y) - \partial_x f(c_1, y)\}\Delta x = \partial_y \partial_x f(c_1, c_2)\Delta x \Delta y$ としたものと,逆順に使ったものを比較すればわかる.

は $\Delta y_1 \approx (\partial_1 f_1)\Delta x_1 + (\partial_2 f_1)\Delta x_2$ であり，したがって微分形式の変換は

$$\mathrm{d}y_1\mathrm{d}y_2 = \{(\partial_1 f_1)\mathrm{d}x_1 + (\partial_2 f_1)\mathrm{d}x_2\}\{(\partial_1 f_2)\mathrm{d}x_1 + (\partial_2 f_2)\mathrm{d}x_2\}$$

$$= (\partial_1 f_1 \partial_2 f_2)\mathrm{d}x_1\mathrm{d}x_2 + (\partial_2 f_1 \partial_1 f_2)\mathrm{d}x_2\mathrm{d}x_1 = \left|\frac{\partial(y_1, y_2)}{\partial(x_1, x_2)}\right| \mathrm{d}x_1\mathrm{d}x_2$$

となるはずである．この変換公式に Jacobi（ヤコビ）行列の行列式がちょうど約分のような形で現れるのは，行列式が面積や体積（の拡大率）を表すからだという解釈ができる．多くの微積分の教科書では，反対に Jacobi（ヤコビ）行列が微小部分の面積や体積を表すことから，量的な発想によって上の変換公式に至るような解説がなされる．（その場合には向きの概念のほうが後付けになる．）

例. 円板 $A = \{(x, y) \mid x^2 + y^2 \le a^2\}$ の面積 S を求める．
$x = r\cos(s),\ y = r\sin(s)$ とおく．ただし $(r, s) \in [0, a] \times [0, 2\pi]$ と考える．
$$\left|\frac{\partial(x, y)}{\partial(r, s)}\right| = \left|\begin{matrix} \cos(s) & -r\sin(s) \\ \sin(s) & r\cos(s) \end{matrix}\right| = r\{(\cos(s))^2 + (\sin(s))^2\} = r\ \text{なので}$$

$$S = \int_A \mathrm{d}x\mathrm{d}y = \int_{[0,a]\times[0,2\pi]} r\mathrm{d}r\mathrm{d}s = \int_0^{2\pi} \left[\frac{r^2}{2}\right]_{r=0}^a \mathrm{d}s = \left[\frac{a^2}{2}s\right]_{s=0}^{2\pi} = \pi a^2.$$

これと同様の計算により，ベータ関数とガンマ関数の関係を証明できる．

$$\Gamma(p)\Gamma(q)$$

$$= 4\int_0^\infty x^{2p-1}\exp(-x^2)\mathrm{d}x \cdot \int_0^\infty y^{2q-1}\exp(-y^2)\mathrm{d}y$$

$$= 4\int_{[0,\infty]\times[0,\infty]} x^{2p-1}y^{2q-1}\exp(-x^2 - y^2)\mathrm{d}x\mathrm{d}y$$

$$= 4\int_{[0,\infty]\times[0,\pi/2]} r^{2p+2q-1}\{\cos(s)\}^{2p-1}\{\sin(s)\}^{2q-1}\exp(-r^2)\mathrm{d}r\mathrm{d}s$$

$$= 4\int_0^\infty r^{2(p+q)-1}\exp(-r^2)\mathrm{d}r \cdot \int_0^{\pi/2}\{\cos(s)\}^{2p-1}\{\sin(s)\}^{2q-1}\mathrm{d}s$$

$$= \Gamma(p+q)\mathrm{B}(p, q) \quad \text{（証明終）.}$$

もう一つの公式 $\Gamma(s+1) = s\Gamma(s)$ は，多変数関数を経由するのではなく，単に次の計算からわかる．

$$\mathrm{D}\{x^s \exp(-x)\} = sx^{s-1}\exp(-x) - x^s\exp(-x)$$

$$\therefore \left[x^s\exp(-x)\right]_{s=0}^{\infty} = s\Gamma(s) - \Gamma(s+1).$$

ここで左辺が $\left[x^s\exp(-x)\right]_{s=0}^{\infty} = \lim_{x\to\infty}\dfrac{x^s}{\exp(x)} = 0$ となることは，Bernolli-l'Hospital の定理を（繰り返し）使えばわかる．

問題 5.6

問 1. $f(x,y) = x^2y^3$ のとき，$f(1.03, 1.02) - f(1,1)$ の近似値を求めよ．

問 2. $y_1 = x_1 + x_2,\ y_2 = x_1x_2$ のとき $\left|\dfrac{\partial(y_1, y_2)}{\partial(x_1, x_2)}\right|$ を求めよ．

問 3. $I = \displaystyle\int_{\mathbb{R}^2}\dfrac{1}{\pi}\exp(-x^2 - y^2)\mathrm{d}x\mathrm{d}y$ を求めよ．

解答．問 1 $\partial_x f(1,1) = 2,\ \partial_y f(1,1) = 3$ から $\Delta f \approx 2\Delta x + 3\Delta y = 0.12$.
（注）$\nabla f = [\partial_x f \quad \partial_y f]$ の意味は 1 次近似 $\Delta f \approx (\partial_x f)\Delta x + (\partial_y f)\Delta y$ である．

問 2 $\begin{vmatrix} 1 & 1 \\ x_2 & x_1 \end{vmatrix} = x_1 - x_2.$

問 3 $\displaystyle\int_{-\infty}^{\infty}\dfrac{1}{\pi}\exp(-x^2 - y^2)\mathrm{d}x = \dfrac{1}{\sqrt{\pi}}\exp(-y^2)$ なので，

$$I = \int_{-\infty}^{\infty}\dfrac{1}{\sqrt{\pi}}\exp(-y^2)\mathrm{d}y = 1\ \text{である．}$$

（注）後で多変量正規分布として出てくる．

ここまでの理解のポイント

☐ 3.2節の内容を思い出す.

☐ 多変数関数が連続であることについて，説明することができる.

☐ 多変数関数が微分可能であることについて，説明することができる.

☐ 多変数関数の偏導関数について，説明することができる.

☐ 多変数関数の勾配について，説明することができる.

☐ 多変数関数の鎖法則を，具体的な場合に，Jacobi^{ヤコビ}行列を用いて書くことができる.

☐ 多変数関数の重積分について，説明することができる.

☐ 問題5.6について，似た問題を解くことができる.

ここまでの定着のポイント（復習用）

☐ 次ページの演習問題について，似た問題を解くことができる.

☐ （発展）ベータ関数をガンマ関数によって表す公式が，どのようにして導かれるかについて，理解する.

第5章の演習問題

1. 逆正弦関数 $\arcsin(x) = \displaystyle\int_0^x \frac{1}{\sqrt{1-t^2}}dt$ について次を求めよ.

(1) $D\arcsin(x)$ (2) $\displaystyle\lim_{x\to 0}\frac{\arcsin(x)}{x}$ (3) $\arcsin\left(\dfrac{1}{2}\right)$

2. 次の極限を求めよ. $\displaystyle\lim_{x\to 0}\frac{\ln(1+x) - x + \dfrac{x^2}{2} - \dfrac{x^3}{3} + \dfrac{x^4}{4}}{x^5}$

3. 次のとき a_n を推定せよ. $a_0 = 2$, $a_1 - a_0 = 0$, $a_2 - a_1 = -2$, $a_3 - a_2 = -4$, $a_4 - a_3 = 0$, $a_5 - a_4 = 16$, $a_6 - a_5 = 50$, $a_7 - a_6 = 108$, $a_8 - a_7 = 196$, $a_9 - a_8 = 320$.

4. 誤差関数 $\mathrm{erf}(x) = \dfrac{2}{\sqrt{\pi}}\displaystyle\int_0^x \exp(-t^2)dt$ について次を求めよ.

(1) $\displaystyle\lim_{x\to\infty}\mathrm{erf}(x)$ (2) $D\{\mathrm{erf}\left(\sqrt{1-x^2}\right)\}$

5. 次の値を求めよ.

(1) $\displaystyle\int_0^{\pi/2}(\sin(x))^3(\cos(x))^4 dx$ (2) $\displaystyle\int_0^\infty x^3\exp(-x)dx$

(3) $\displaystyle\int_0^\pi(\sin(x))^4(\cos(x))^4 dx$ (4) $\displaystyle\int_{-\infty}^\infty x^3\exp(-x^2)dx$

6. $f(x,y) = 3x^2y^3$ のとき, $f(2.01, 3.02) - f(2,3)$ の近似値を求めよ.

7. $u = x^2 - y^2$, $v = xy$ のとき,

  (1) $\dfrac{\partial(u,v)}{\partial(x,y)}$ を求めよ.   (2) $\left|\dfrac{\partial(u,v)}{\partial(x,y)}\right|$ を求めよ.

8. $I = \displaystyle\int_{\mathbb{R}^2}(x^2 + y^2)\exp(-x^2 - y^2)dxdy$ を求めよ.

第5章演習問題の解答

1. (1) $\arcsin(x) = \displaystyle\int_0^x \frac{1}{\sqrt{1-t^2}}dt$ だから $\operatorname{D}\arcsin(x) = \dfrac{1}{\sqrt{1-x^2}}$.

(2) $\displaystyle\lim_{x\to 0}\frac{\arcsin(x)}{x} = \lim_{x\to 0}\frac{\operatorname{D}\arcsin(x)}{\operatorname{D}x} = \lim_{x\to 0}\frac{1/\sqrt{1-x^2}}{1} = 1$　(3) $\dfrac{\pi}{6}$

2. $\displaystyle\lim_{x\to 0}\frac{\left(x - \dfrac{x^2}{2} + \dfrac{x^3}{3} - \dfrac{x^4}{4} + \dfrac{x^5}{5} + \mathrm{o}(x^5)\right) - x + \dfrac{x^2}{2} - \dfrac{x^3}{3} + \dfrac{x^4}{4}}{x^5} = \dfrac{1}{5}$

3. $\{a_n\}$ をどんどん差分して $\{b_n\}$, $\{c_n\}$, $\{d_n\}$, $\{e_n\}$ とすると，$e_n = 6$ と推定できる．$d_2 = -6$, $d_1 = -12$, $d_0 = -18$, $c_1 = 4$, $c_0 = 16$, $b_0 = -4$ なので

$$a_n = a_0 + b_0 n + \frac{c_0}{2!}n(n+1) + \frac{d_0}{3!}n(n+1)(n+2) + \frac{e_0}{4!}n(n+1)(n+2)(n+3)$$

から $a_n = 2 - 4n + 8n(n+1) - 3n(n+1)(n+2) + \dfrac{1}{4}n(n+1)(n+2)(n+3)$.

4. (1) $\dfrac{2}{\sqrt{\pi}} \cdot \dfrac{1}{2}\Gamma\left(\dfrac{1}{2}\right) = 1$. (2) $\operatorname{D}\operatorname{erf}(x) = \dfrac{2}{\sqrt{\pi}}\exp(-x^2)$ の f バージョンは

$\operatorname{D}\{\operatorname{erf}(f(x))\} = \dfrac{2}{\sqrt{\pi}}\exp(-\{f(x)\}^2)\operatorname{D}f(x)$ である．$f(x) = \sqrt{1-x^2}$ として

$\operatorname{D}\left\{\operatorname{erf}\left(\sqrt{1-x^2}\right)\right\} = \dfrac{2}{\sqrt{\pi}}\exp(x^2-1)\operatorname{D}\sqrt{1-x^2} = \dfrac{-2x\exp(x^2-1)}{\sqrt{\pi(1-x^2)}}$.

5. (1) $\dfrac{1}{2}\operatorname{B}\left(\dfrac{3+1}{2}, \dfrac{4+1}{2}\right) = \dfrac{\Gamma(2)\Gamma(\frac{5}{2})}{2\Gamma(\frac{9}{2})} = \dfrac{1! \cdot \Gamma(\frac{5}{2})}{2 \cdot \frac{7}{2} \cdot \frac{5}{2}\Gamma(\frac{5}{2})} = \dfrac{2}{35}$

(2) $\Gamma(4) = 3! = 6$

(3) $2 \cdot \dfrac{1}{2}\operatorname{B}\left(\dfrac{5}{2}, \dfrac{5}{2}\right) = \dfrac{\Gamma(\frac{5}{2})\Gamma(\frac{5}{2})}{\Gamma(5)} = \dfrac{\frac{3}{2} \cdot \frac{1}{2} \cdot \sqrt{\pi} \cdot \frac{3}{2} \cdot \frac{1}{2} \cdot \sqrt{\pi}}{4!} = \dfrac{3\pi}{128}$

(4) $\dfrac{1}{2}\Gamma\left(\dfrac{3+1}{2}\right) - \dfrac{1}{2}\Gamma\left(\dfrac{3+1}{2}\right) = 0$

6. $6xy^3\Delta x + 9x^2y^2\Delta y = 6 \cdot 2 \cdot 3^3 \cdot 0.01 + 9 \cdot 2^2 \cdot 3^2 \cdot 0.02 = 9.72 \approx 9.7$

7. (1) $\dfrac{\partial(u,v)}{\partial(x,y)} = \begin{bmatrix} 2x & -2y \\ y & x \end{bmatrix}$　(2) $\left|\dfrac{\partial(u,v)}{\partial(x,y)}\right| = \begin{vmatrix} 2x & -2y \\ y & x \end{vmatrix} = 2x^2 + 2y^2$

8. $\dfrac{1}{2}I = \displaystyle\int_{\mathbb{R}^2} x^2\exp(-x^2)\exp(-y^2)\mathrm{d}x\mathrm{d}y = \Gamma\left(\dfrac{3}{2}\right)\Gamma\left(\dfrac{1}{2}\right)$　$\therefore I = \pi$.

第 **6** 章

確率

6.1 確率分布 (probability distribution)

6.1.1 確率論

数学は必ずしも現実と結びつくべきものではない．確率もまた形而上学的 (metaphysical) な抽象概念である．しかし確率「論」には実験科学の要素がたくさんある．特に初学者は，確率を現実の問題として学ぶとよいらしい．高校数学ではサイコロやカードなどの道具によって確率と現実を結びつける．確率を理解するために，まずその復習をすることが重要である（付録参照）．

問題 6.1

問1（Monty Hall 問題）．三つの閉まったドアのうち，一つが当たりである．一つを選ぶと，残りのドアのうち外れのドアの一つを開けてくれる．開けるドアを変更できるとして，変更すべきか？　ドアが $n > 3$ 個の場合は？

問2（Bertrand の逆理）．単位円に次の意味で無作為にとる弦が，内接正三角形の一辺（長さ $\sqrt{3}$）より長い確率を，それぞれ求めよ．

(1) 弦は x 軸に平行として，y 座標を -1 から 1 の範囲で無作為にとるとき

(2) 弦の一端を固定し，それとなす角について，他端を無作為にとるとき

(3) 弦の中点を円の内部（中心を除く）に無作為にとるとき

問3（誕生日の逆理）．誕生日が1年のどの日かは，皆 $1/365$ の確率とする．何人集まれば少なくとも確率 $1/2$ で誕生日の同じ2人が含まれるか？

解答. 問 1 情報が与えられたのだから変更したほうがよい．実際，変更しない場合に当たる確率は 1/3，変更した場合に当たる確率は 2/3 と 1 の積 2/3．ここで 1 は変更前が外れのときに変更して当たる条件付き確率である．ドアを n 個とすると，変更して当たる確率は $(n-1)/n$ と $1/(n-2)$ の積であり，変更しないで当たる確率 $1/n$ に比べて $(n-1)/(n-2)(>1)$ 倍に増える．

問 2 (1) $\dfrac{\frac{1}{2}-(-\frac{1}{2})}{1-(-1)}=\dfrac{1}{2}$ (2) $\dfrac{\frac{4}{3}\pi-\frac{2}{3}\pi}{2\pi}=\dfrac{1}{3}$ (3) $\dfrac{半径\frac{1}{2}の円の面積}{単位円の面積}=\dfrac{1}{4}$.

問 3 $\dfrac{364}{365}\cdot\dfrac{363}{365}\cdot\dfrac{362}{365}\cdots$ という積の計算を結果が 1/2 を下回るまで実行し，積の回数に 2 を加えたものを人数として答える．計算機などで順に次のようになることから，正解は 23 人である：0.997 0.992 0.984 0.973 0.960 0.944 0.926 0.905 0.883 0.859 0.833 0.806 0.777 0.747 0.716 0.685 0.653 0.621 0.589 0.556 0.524 0.493.

（注）確率の応用には，必ず非科学的信念が含まれる．その信念を打ち砕くには数値による説得が有効であり，数値実験は主にそのような目的で行う．21 世紀の相関係数 MIC の圧倒的有用性が，まさにそのような例である．

6.1.2   分布と密度

「$a<b$ ならば $F(a)\leq F(b)$」のとき，$F(x)$ は**非減少** (non-decreasing) であると言う．また任意の開区間 $I=(a,b)$ について $F(a)=\lim\limits_{x\to a}(F|_I)(x)$ となるとき $F(x)$ は**右連続**と言う．$\lim\limits_{x\to a}(F|_I)(x)$ を右極限と呼び，$\lim\limits_{x\to a+0}f(x)$ と書く．非減少関数の場合，これは像 $f(I)$ の最大下界（または $-\infty$）として存在する．同様に $\lim\limits_{x\to b}(F|_I)(x)$ を左極限と呼び，$\lim\limits_{x\to b-0}f(x)$ と書く．非減少関数の場合，これは像 $f(I)$ の最小上界（または ∞）として存在する．右連続非減少関数のように左右の極限が存在して，不連続点での値が右極限である関数を，一般に右連続左極限 (càdlàg) 関数（仏語 continue à droite, limite à gauche）と言う．連続でない右連続非減少関数の例として有名なのは，床 (floor) 関数 $\lfloor x\rfloor$，つまり x より大きくない最大の整数（日本では $\overset{\text{ガウス}}{\text{Gauss}}$ 記号 $[x]$）である．これを x 軸から $0,1,-1,2,-2,\ldots$ という数列を除いたところ，すなわち x が非整数のところで微分した導関数は 0 である．

　確率論ではさらに $F(-\infty) = 0$, $F(\infty) = 1$ であるものを考え, **累積** (cumulative) **分布関数** (CDF) または**分布**と呼ぶ. それは, ある確率変数 X が $X \leq x$ となる確率を $F(x)$ で表すからである. 以下では x 軸からある数列 $\{x_n\}$ を除いたところで微分可能な分布関数だけを考える. このとき導関数 $\mathrm{D}F(x)$ を**確率密度** (density) **関数** (PDF) または**密度**と呼ぶ. $F(x)$ は $x = x_k$ において微分可能でないだけでなく連続でないかもしれない. その場合でも, 密度と $x = x_k$ における左右の極限の差を全て知れば, 密度をゲージ積分したものにそれらの差をあわせて, 元の分布を復元することができる. この過程を簡単にするため, $F(x) = aG(x) + (1-a)H(x)$ のように2つの分布 $G(x)$, $H(x)$ に分解しておくとよい (Lebesgue 分解[1], 下図). ここで $G(x)$ の不連続点以外での導関数は0, $H(x)$ は連続とする. このとき $G(x)$ を**離散分布**, $H(x)$ を**連続分布**と呼ぶ. 離散分布は床関数のような階段状の関数であり, 値は $G(-\infty) = 0, G(\infty) = 1$ を満たすように段階的に増す. 以下では離散分布と連続分布に分けて別々に議論する.

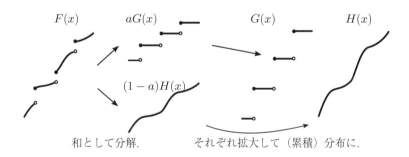

和として分解.　　　　　　それぞれ拡大して（累積）分布に.

---

[1] 一般的な枠組みでは, もう1種類「悪魔の階段関数」というものを典型例とする, ひどい連続関数が分布として出てくる. それは微分したら0しか出てこないのに, 0から1まで連続的に動いていく関数であり, したがって密度によって捉えることができないものである. Lebesgue 分解は, 密度の積分である部分（絶対連続と言う）とそうでない部分（特異と言う）への分解であるが, 一般的にはそうでない部分がさらに, 離散な部分と「密度の積分ではないが連続的な（つまり悪魔的な）部分」に分解する. 本書の設定では, いわば悪魔祓いが行われた状況を考えている.

6.2　離散分布 (discrete distribution)

6.2.1　事象

　離散分布 $G(x)$ の不連続点 $x = x_k$ において，右連続性に注意して，左右の極限の差 $G(x_k) - \lim_{x \to x_k - 0} G(x_k)$ を根元 (elementary) 事象「$X = x_k$」の**確率**と呼び，$\mathrm{P}(X = x_k)$ と書く．左辺の X は不連続点 $x_1, x_2, \dots$ のどれでもありうる変数であり，**確率変数**と呼ばれる．不連続点は有限個でもよい．このとき X と $G(x)$ の関係を $X \sim G(x)$ と書き，X は $G(x)$ に従うと言う．根元事象を X の一つの値を要素とする集合とみなし，X の全ての値を要素とする集合を全事象，全事象の部分集合を事象 (event) と呼ぶ．全事象が $S = \{a, b, c\}$ のとき，$\{a\}$, $\{b\}$, $\{c\}$ が根元事象であり，$\{a, b\}$ や $\emptyset$ や $\{a, b, c\}$ は根元事象でない．事象の確率は，それに含まれる根元事象の確率の和とする．例えば事象 $\{a, b\}$ の確率は $\mathrm{P}(\{a, b\}) = \mathrm{P}(\{a\}) + \mathrm{P}(\{b\}) = \mathrm{P}(X = a) + \mathrm{P}(X = b)$ である．こう見ると P は事象を確率に写す写像である．集合論で空集合，和集合，積集合，補集合，互いに交わらない集合と呼んだものは，確率論では空事象，和事象，積事象，余事象，排反 (exclusive) 事象である．空事象の確率は 0，全事象の確率は 1，確率 p の事象の余事象の確率は $1 - p$，排反事象の和の確率はそれぞれの事象の確率の和[2]である．表としてまとめておく．

集合	事象	確率
全体集合	全事象	$\mathrm{P}(S) = 1$　（ただし $\mathrm{P}(A) = 1 \not\Rightarrow A = S$）
空集合	空事象	$\mathrm{P}(\emptyset) = 0$　（ただし $\mathrm{P}(A) = 0 \not\Rightarrow A = \emptyset$）
合併（和）	和事象	$\mathrm{P}(A \cup B) \leq \mathrm{P}(A) + \mathrm{P}(B)$
共通部分（積）	積事象	$\mathrm{P}(A \cap B) = \mathrm{P}(A) + \mathrm{P}(B) - \mathrm{P}(A \cup B)$
補集合	余事象	$\mathrm{P}(A^c) = 1 - \mathrm{P}(A)$
交わらない	排反	$A \cap B = \emptyset \Rightarrow P(A \cup B) = P(A) + P(B)$

---

[2] 確率は非負だから，和は順序によらない．実際，ある順に和をとるときの部分和 S_n と，別の順に和をとるときの部分和 S'_n は，N を n よりかなり大きく，M を N よりかなり大きくとれば $S_n < S'_N < S_M$ となる．挟み撃ちの定理から $\lim_{n \to \infty} S_n = \lim_{n \to \infty} S'_n$．

6.2.2 離散一様分布

確率論の仮想的な実験を試行 (trial) と呼ぶ．理想的なサイコロを振る試行において，出る目 X は不連続点 $x = 1, 2, 3, 4, 5, 6$ を持つ次の分布に従う．

$$
G(x) = \begin{cases} 0 & x < 1 \text{ のとき} \\ k/6 & k \leq x < k+1 \text{ のとき } (k = 1, \ldots, 5) \\ 1 & x \geq 6 \text{ のとき}. \end{cases}
$$

このように $1/n$ ずつ増加する離散分布を離散一様分布と呼ぶ．X が離散一様分布に従うとき，根元事象の確率はどれも $1/n$ である．上の試行では理想的なサイコロを振るとき，どの目も $1/6$ の確率で出ると仮定[3]した．すると偶数の確率は $\mathrm{P}(\{2, 4, 6\}) = 1/6 + 1/6 + 1/6 = 1/2$ で，4 より大きい確率は $\mathrm{P}(\{5, 6\}) = 1/6 + 1/6 = 1/3$ だといった計算ができる．離散一様分布の確率計算は，場合の数を数える組合せ論的 (combinatorial) な計算である．

6.2.3 二項分布

組合せ的な計算の典型として，$(a + b)^n$ を展開したときの $a^k b^{n-k}$ の係数を $\binom{n}{k}$ または $_n\mathrm{C}_k$ と書き，二項 (binomial) 係数と呼ぶ．$\binom{n}{k}$ は n 個の因数のうち k 個を a，残りを b とするために，異なる n 個のものから k 個のものを選ぶ場合の数 $\dfrac{n!}{k!(n-k)!}$ を表す．母比率と呼ばれる定数 $p \in [0, 1]$ について $\{p + (1-p)\}^n = 1$ であることから，$k = 0, 1, \ldots, n$ について

$$
\mathrm{P}(X = k) = \binom{n}{k} p^k (1-p)^{n-k} \quad (\mathrm{P}(X = 0) + \cdots + \mathrm{P}(X = n) = 1)
$$

とする分布がある．これを二項分布 $\mathrm{B}(n, p)(x)$ と呼ぶ．

---

[3] 現象としての確率がこのようなモデルで近似されるかは，実験しなければわからない（付録参照）．実験を繰り返せば，モデルとのずれが精確にわかってくる．そのずれは単純な 0 ではないが，いったん 0 とすることを帰無 (null, 記号 0 の) 仮説と言う．俗に言われるような，単純に無に帰すべき仮定ではない．モデルを修正すべきかどうかは，実験を繰り返す回数だけでなく，モデルとのずれに現実的な意味があるかにも依存する．次章では制限された回数の実験から，モデルを修正すべきと判断する練習をする．

関連する試行には Jakob Bernoulli（ヤコブ ベルヌイ）の名がつく．例えば「サイコロの目が 5 か 6」という確率 $p = 1/3$ の事象 A と余事象 A^c だけを考えてサイコロを振るのが Bernoulli（ベルヌイ）試行である．Bernoulli（ベルヌイ）試行を独立に n 回行う Bernoulli 過程 (process) を考えて，n 回のうち事象 A が起こる回数を X とすると，$X \sim \mathrm{B}(n, p)$ である．高校では反復試行の確率と呼んだ．

6.2.4　Poisson（ポアソン）分布

指数関数の値のように微積分の知識を使う離散分布もある．例えば 5.1 節の補足にある展開公式 $\exp(\lambda) = \dfrac{\lambda^0}{0!} + \dfrac{\lambda^1}{1!} + \dfrac{\lambda^2}{2!} + \cdots$ から

$$\frac{\lambda^0 \exp(-\lambda)}{0!} + \frac{\lambda^1 \exp(-\lambda)}{1!} + \frac{\lambda^2 \exp(-\lambda)}{2!} + \cdots = \exp(-\lambda)\exp(\lambda) = 1$$

である．したがって $k = 0, 1, \dots$ について

$$\mathrm{P}(X = k) = \frac{\lambda^k \exp(-\lambda)}{k!} \qquad (\mathrm{P}(X = 0) + \mathrm{P}(X = 1) + \cdots = 1)$$

となる分布がある．これを平均発生数 λ の[4] Poisson（ポアソン）分布 $\mathrm{Poisson}(\lambda)(x)$ と呼ぶ．$\lambda > 0$ のとき $\displaystyle\lim_{n \to \infty} \mathrm{B}(n, \lambda/n) = \mathrm{Poisson}(\lambda)$ が成り立つ（Poisson（ポアソン）の極限定理）．したがって n が大きく p が小さいとき，$\mathrm{B}(n, p)$ に従う X は近似的に $\mathrm{Poisson}(np)$ に従う．これを少数 (rare events, 稀な事象) の法則と呼ぶ．

例．理想的な二つのサイコロを振って両方 6 が出る確率は 1/36 と低いが，72 回繰り返せば 2 回以上起こりそうである．1 回以下の確率は二項分布では $\dbinom{72}{0}\left(\dfrac{1}{36}\right)^0\left(\dfrac{35}{36}\right)^{72} + \dbinom{72}{1}\left(\dfrac{1}{36}\right)^1\left(\dfrac{35}{36}\right)^{71}$ となって大変な計算になる．少数の法則を利用すると $\left(\dfrac{2^0}{0!} + \dfrac{2^1}{1!}\right)\exp(-2) \approx \dfrac{3}{2.7^2} \approx 0.4$ のように計算しやすくなる．この計算から，二つのサイコロを振って両方 6 が出ることが 72 回中 2 回以上起こる確率はそれほど高くなく，6 割程度だとわかる．

---

[4] 漢字の「入」に似た文字 λ は，L の小文字 l に相当するギリシャ文字であり，ラムダ (lambda) と読む．その大文字は Λ であり，A と間違え易いので注意する．

ここまでの理解のポイント

☐ 高校の確率の計算に関して，付録の例題 17,18 の解答を解説できる．

☐ 1 変数関数の右極限と右連続性，左極限について，説明することができる．

☐ 離散分布の根元事象について，説明することができる．

☐ 離散一様分布の累積分布関数のグラフを描くことができる．

☐ 二項分布における母比率とは何かを説明することができる．

☐「母比率 p のことが，n 回中 k 回起こる確率」を答えることができる．

ここまでの定着のポイント（復習用）

☐「$X \sim$」の記号を使いこなす．具体的には

$$X \sim \mathrm{B}(n, p) \quad \Leftrightarrow \quad \mathrm{P}(X = k) = \binom{n}{k} p^k (1-p)^{n-k}$$

$$(k = 0, 1, \ldots, n)$$

$$X \sim \mathrm{Poisson}(\lambda) \quad \Leftrightarrow \quad \mathrm{P}(X = k) = \frac{\lambda^k}{k!} \exp(-\lambda) \quad (k = 0, 1, \ldots)$$

☐ 二項係数の記号を $_n\mathrm{C}_k$ とせず $\binom{n}{k}$ とすることに慣れる．例えば

$$X \sim \mathrm{B}\left(6, \frac{2}{3}\right) \quad \Rightarrow \quad \mathrm{P}(X = 4) = \binom{6}{4} \left(\frac{2}{3}\right)^4 \left(\frac{1}{3}\right)^2$$

において，分数と二項係数を，線の有無によって，明確に区別する．

☐ 問題 6.1 の解答について，解説することができる．

☐ 前ページの「例」について，解説することができる．

☐（発展）Poisson の極限定理がなぜ成り立つかについても説明することができる．

6.2.5 期待値

変数 X は $x = x_k$ $(k = 1, 2, \ldots (, n))$ を不連続点とする離散分布に従い, $\mathrm{P}(X = x_k) = p_k$ とする. このとき $\mathrm{E}[X] = x_1 p_1 + x_2 p_2 + \cdots (+x_n p_n)^{5)}$ を X の期待値 (expected value) または平均値[6] と呼ぶ. 変数 X^q の期待値 $\mathrm{E}[X^q] = (x_1)^q p_1 + (x_2)^q p_2 + \cdots (+(x_n)^q p_n)$ を X の q 次の積率 (moment, 運動率) と呼ぶ. X と $\mathrm{E}[X]$ の差の 2 乗の期待値

$$\mathrm{E}[(X - \mathrm{E}[X])^2] = \mathrm{E}[X^2] - 2\mathrm{E}[X]\mathrm{E}[X] + (\mathrm{E}[X])^2 = \mathrm{E}[X^2] - (\mathrm{E}[X])^2$$

を $\mathrm{V}[X]$ と書き, X の分散 (variance) と呼ぶ. 次の公式は覚えよう.

- $X \sim \mathrm{B}(n, p)$ のとき $\mathrm{E}[X] = np$, $\mathrm{V}[X] = np(1-p)$.
- $X \sim \mathrm{Poisson}(\lambda)$ のとき $\mathrm{E}[X] = \mathrm{V}[X] = \lambda$.

問題 6.2

問 1. 上の公式を証明せよ.

問 2. サイコロを 5 回投げるとき, 2 以下が 2 回以下である確率を求めよ.

問 3. サイコロを 5 回投げるとき, 2 以下が出る回数の期待値を求めよ.

問 4. サイコロを 5 回投げるとき, 2 以下が出る回数の分散を求めよ.

問 5. ある国の交通事故による死亡者数は一日平均 $0.69 \approx \ln(2.0)$ 人である. この国で交通事故による死亡者が, 特定の二日間に複数出る確率を求めよ.

---

[5] $[\ ]$ は $f(x)$ の $(\ )$ に似た記号だが, 代入するのは変数の値ではなく確率変数のような「関数に類するもの」である. そのような写像を汎関数 (functional, 関数様のもの) と呼ぶ.

[6] 平均値 (mean) は, X の代表値 (average,「平均」とは訳さない) とか位置 (location) とか呼ばれる指標の一つの例である. 他には中央値 (median, $P(X \le M) \ge 1/2$ かつ $P(X \ge M) \ge 1/2$ となる M. M が区間を動くときはその中点), 最頻値 (mode, 確率 p_k が最大となる k に対する x_k の値) があり, これらを総称して 3M と言う.

解答. 問1 $X \sim \mathrm{B}(n,p)$ のとき,

$$\mathrm{E}[X] = \sum_{k=0}^{n} k \binom{n}{k} p^k (1-p)^{n-k} = \sum_{k=1}^{n} k \frac{n}{k} \binom{n-1}{k-1} p^{k-1} p (1-p)^{n-k}$$

$$= np \sum_{k'=k-1=0}^{n-1} \binom{n-1}{k'} p^{k'} (1-p)^{n-1-k'} = np,$$

$$\mathrm{E}[X^2] - \mathrm{E}[X] = \sum_{k=0}^{n} k(k-1) \binom{n}{k} p^k (1-p)^{n-k}$$

$$= \sum_{k=2}^{n} k(k-1) \frac{n(n-1)}{k(k-1)} \binom{n-2}{k-2} p^{k-2} p^2 (1-p)^{n-k}$$

$$= n(n-1)p^2 \sum_{k'=k-2=0}^{n-2} \binom{n-2}{k'} p^{k'} (1-p)^{n-2-k'} = n(n-1)p^2$$

より $\mathrm{V}[X] = \mathrm{E}[X^2] - (\mathrm{E}[X])^2 = n(n-1)p^2 + np - n^2 p^2 = np(1-p)$.

また $X \sim \mathrm{Poisson}(\lambda)$ のとき,

$$\mathrm{E}[X] = \sum_{k=0}^{\infty} k \frac{\lambda^k}{k!} \exp(-\lambda) = \lambda \exp(-\lambda) \sum_{k=1}^{\infty} k \frac{1}{k} \frac{\lambda^{k-1}}{(k-1)!}$$

$$= \lambda \exp(-\lambda) \sum_{k'=k-1=0}^{\infty} \frac{\lambda^{k'}}{k'!} = \lambda \exp(-\lambda) \exp(\lambda) = \lambda,$$

$$\mathrm{E}[X^2] - \mathrm{E}[X] = \sum_{k=0}^{\infty} k(k-1) \frac{\lambda^k}{k!} \exp(-\lambda)$$

$$= \lambda^2 \exp(-\lambda) \sum_{k=2}^{\infty} k(k-1) \frac{1}{k(k-1)} \frac{\lambda^{k-2}}{(k-2)!}$$

$$= \lambda^2 \exp(-\lambda) \sum_{k'=k-2=0}^{\infty} \frac{\lambda^{k'}}{k'!} = \lambda^2 \exp(-\lambda) \exp(\lambda) = \lambda^2$$

より $\mathrm{V}[X] = \mathrm{E}[X^2] - (\mathrm{E}[X])^2 = \lambda^2 + \lambda - \lambda^2 = \lambda$.　　問2 $\dfrac{2^5 + 5 \cdot 2^4 + 10 \cdot 2^3}{3^5}$

$= \dfrac{192}{243}$　問3 $\dfrac{5}{3}$　問4 $\dfrac{5}{3} \cdot \dfrac{2}{3} = \dfrac{10}{9}$　問5 $1 - \left(\dfrac{1.38^0}{0!} + \dfrac{1.38^1}{1!} \right) \cdot 0.25 \approx 0.40.$

6.3　連続分布 (continuous distribution)

6.3.1　連続分布における事象

　連続分布 $H(x)$ における基本的な事象は区間であり，それに従う確率変数 X が開区間 (a, b) に属する確率 $P(a < X < b)$ は $H(b) - H(a)$ である．実際には，何かの集合 S に，離散分布の場合に述べたような事象と確率が定義されていて，確率変数 X は S 上の関数である．ただし任意の開区間 (a, b) について，$a < X < b$ が定める S の部分集合は事象である．その事象の確率を $P(a < X < b)$ と書くとき，それが $\mathbb{R}$ 上の関数 $H(x)$ によって $H(b) - H(a)$ と書かれることを $X \sim H$ と書き，X は H に従うと言う．以下 S のことは忘れ，開区間 (a, b) を事象とみなす．H は連続なので $P(a < X \leq b) = H(b) - H(a)$ としても同じことである．一般の事象は互いに交わらない区間の列の和である．連続分布はある数列 $\{x_n\}$ を除いたところで微分可能であり，また積分区間から数列 $\{x_n\}$ を除くことは積分結果に影響しないので，今後は密度 $DH(x) = h(x)$ を中心に考えて積分を行う．確率変数の関数 $Y = f(X)$ を考えるとき，$P(Y \in I)$ は区間 I に f で写される点の集合 A が区間の列の和であるならば $P(X \in A)$ に等しいとする．

6.3.2　確率変数の標準化

　$X \sim H(x)$ のとき $f(X)$ の期待値は，上の和を考えることにより，密度による f の積分 $E[f(X)] = \displaystyle\int_{-\infty}^{\infty} f(x)h(x)dx$ である．$E[X]$ と 2 次の積率 $E[X^2]$ は実数であると仮定して，分散を次で定義する．

$$V[X] = E[(X - E[X])^2] = E[X^2] - (E[X])^2 (> 0).$$

$E[X] = 0$, $V[X] = 1$ のとき X は標準的 (standard) と言う．計算すれば $E[a+bX] = a+bE[X]$ と $V[a+bX] = b^2V[X]$ がわかるので，$Z = \dfrac{X - E[X]}{\sqrt{V[X]}}$ とおけば $E[Z] = 0$, $V[Z] = 1$ である．Z を X の標準化 (standardization) と呼び，$\sqrt{V[X]}$ を X の標準偏差 (standard deviation) と呼ぶ．

6.3.3　多変量分布

多変量連続分布 $H(\boldsymbol{x})$ は，密度 $h(\boldsymbol{x}) = \partial_1 \cdots \partial_n H(\boldsymbol{x})(\geq 0)$ の重積分であり，$H(-\infty, \ldots, -\infty) = 0$, $H(\infty, \ldots, \infty) = 1$ を満たす．一つの変数 x_i 以外の全てを $-\infty$ から ∞ まで積分すれば，スカラー変数の密度 $h_i(x_i)$ が得られる．これを周辺 (marginal) 分布 $H_i(x_i)$ の密度と呼ぶ．密度 $h(\boldsymbol{x})$ が，積 $h_1(x_1) \cdots h_n(x_n)$ であるとき，$X_1 \sim H_1, \ldots, X_n \sim H_n$ は独立であると言い，$H(\boldsymbol{x})$ は $x_1, \ldots, x_n$ の同時 (joint) 分布として再構成されると言う．ただし独立でなくても，次章で学ぶ条件付き確率があれば再構成できる．

6.3.4　Lebesgue 積分

確率論では何かの集合 S に，離散分布の場合に述べたような事象と確率が定義されている．そこから S の確率が 1 であるという性質を除いたものは，確率と言わず測度 (measure) と言い，事象に相当する集合は可測集合と言う．Lebesgue 測度は，$\mathbb{R}^2$ の長方形の面積や $\mathbb{R}^3$ の直方体の体積など，箱の大きさを基にした測度[7] であり，複雑な図形の面積・体積を表す．

以下では測度 $\mu(A)$ を Lebesgue 測度に限る必要はない．可測集合 A を定義域とする非負の関数 f は，$\{x \in A \mid f(x) \geq y\}$ が可測のとき可測関数と呼ばれる．要するにグラフを山のように考えて，水平に切った切り口が可測だとする．切り口の面積は $g(y) = \mu(\{x \in A \mid f(x) \geq y\})$ であり，その積分[8] $\int_0^\infty g(y)\mathrm{d}y$ が表す体積を $\int_A f(x)\mathrm{d}\mu$ と書いて $f(x)$ の A 上の Lebesgue 積分と呼ぶ．$f(x)$ が非負の関数でない場合には，非負の関数の差の形に書いて計算すればよい．$\mathbb{R}$ 上の Lebesgue 測度について $f(x)$ が Lebesgue 積分可能であることと，$f(x)$ と $|f(x)|$ がゲージ積分可能であることは実は同値である．確率密度は非負なので，確率を求める計算は Lebesgue 積分でもよい．

---

[7] 詳しくは n 次元の箱の列で集合 $A \subset \mathbb{R}^n$ を覆うときの体積の和の最大下界を A の外測度と呼ぶ．そして任意の $B \subset \mathbb{R}^n$ について，$A \cap B$ の外測度と $A^c \cap B$ の外測度の和が B の外測度に等しいという Caratheodori 条件を満たす A は可測であると定義し，可測な A の測度を A の外測度によって定義する．

[8] $g(y)$ は明らかに非増加関数なので，有界閉区間 I の幅 Δy が一定の分割に対する Riemann 和のタグによる違いは，高々 I における g の減少分と Δy の積である．この積は Δy を小さくすれば 0 に収束するので，g は Riemann 積分可能である．

ここまでの理解のポイント

- □ 離散分布の期待値と分散の求め方を説明できる.
- □ 二項分布の期待値と分散を, 公式として覚える.
- □ Poisson 分布の期待値と分散を, 公式として覚える.
- □ 連続分布の期待値と分散の求め方を説明できる.
- □ 確率変数の標準化について, 説明することができる.
- □ 周辺分布と同時分布について, 説明することができる.
- □ 測度と可測集合について, 説明することができる.
- □ $\mathbb{R}^n$ の Lebesgue 測度について, 説明することができる.
- □ Lebesgue 積分について, 説明することができる.
- □ 確率密度のゲージ積分は, Lebesgue 測度に関する Lebesgue 積分によって得られることを理解する.

ここまでの定着のポイント (復習用)

- □ X が従う分布が離散でも連続でも, $\mathrm{E}[X]$ と $\mathrm{E}[X^2]$ が実数のときは, $\mathrm{V}[X] = \mathrm{E}[X^2] - (\mathrm{E}[X])^2$ である. この公式を利用して $\mathrm{V}[X]$ を求めたり, 反対に $\mathrm{E}[X]$ と $\mathrm{V}[X]$ から $\mathrm{E}[X^2]$ を求めたりすることができる.

- □ $X \sim \mathrm{B}(n, p)$ のとき $\mathrm{E}[X] = np$, $\mathrm{V}[X] = np(1-p)$ である. この公式を覚えて X の標準化を $Z = \dfrac{X - np}{\sqrt{np(1-p)}}$ とすることができる. この形は後の「母比率の Z 検定」において利用するので覚えておこう.

- □ $X \sim \mathrm{Poisson}(\lambda)$ のとき $\mathrm{E}[X] = \mathrm{V}[X] = \lambda$ である. この公式を覚えて X の標準化 Z の2乗を $Z^2 = \dfrac{(X - \lambda)^2}{\lambda}$ とすることができる. この形は後の「カイ二乗検定」において利用するので覚えておこう.

- □ 問題 6.2 について, 似た問題を解くことができる.

6.3.5 中心極限定理

$X \sim H(x), \mathrm{D}H(x) = h(x)$ として,

$$s(0) = 0, \quad \begin{cases} \exp(r(t))\cos(s(t)) = \displaystyle\int_{-\infty}^{\infty} \cos(xt)h(x)\mathrm{d}x \\ \exp(r(t))\sin(s(t)) = \displaystyle\int_{-\infty}^{\infty} \sin(xt)h(x)\mathrm{d}x \end{cases}$$

によって特性ベクトル $\mathrm{C}[X] = (r(t), s(t))$ を定める[9]. ここで $r(t)$ は $r(0) = 0$ を満たす偶関数, $s(t)$ は奇関数であり, $t \to 0$ で次の漸近展開を持つ.

$$\mathrm{C}[aX + b] = \left(-\frac{a^2\mathrm{V}[X]}{2}t^2 + \mathrm{o}(t^2), \ (a\mathrm{E}[X] + b)t + \mathrm{o}(t^2) \right) \quad (t \to 0).$$

事象 A, B について, $\mathrm{P}(A \cap B) = \mathrm{P}(A) \cdot \mathrm{P}(B)$ が成り立つとき, A と B は独立であると言う. 確率変数 X の任意の区間と, 確率変数 Y の任意の区間が事象として独立であるとき, X と Y は独立である, あるいは X の値を得る試行と Y の値を得る試行は独立であるという. 三つ以上の確率変数の独立性も含めて, 独立性のより内在的な定義は次のものである. すなわち, 任意の $a_1, \ldots, a_n$ に対して $\mathrm{C}[a_1X_1 + \cdots + a_nX_n] = \mathrm{C}[a_1X_1] + \cdots + \mathrm{C}[a_nX_n]$ であるとき $X_1, \ldots, X_n$ は独立である[10]. このときデータの平均を表す確率変数 $\overline{X} = \dfrac{X_1 + \cdots + X_n}{n}$ の特性ベクトル $\mathrm{C}[\overline{X}]$ は次のようになる.

$$\left(-\frac{\mathrm{V}[X_1] + \cdots + \mathrm{V}[X_n]}{2n^2}t^2 + \mathrm{o}(t^2), \ \frac{\mathrm{E}[X_1] + \cdots + \mathrm{E}[X_n]}{n}t + \mathrm{o}(t^2) \right).$$

ここで $\mathrm{o}(t^2)$ として隠した部分を詳しく見るために, $X_1, \ldots, X_n$ は同じ分布に従うとして, $\mathrm{C}[X_i] = (c_2t^2 + c_4t^4 + \cdots, c_1t + c_3t^3 + \cdots)$ と書くと,

---

[9] $i = \sqrt{-1}$ として $\exp(r(t) + is(t))$ が特性関数, その中身に相当するのが特性ベクトルやキュムラント母関数である. 特性とは, $\mathrm{C}[X]$ から $h(x)$ を復元できるという意味である. この復元には, Fourier 解析という音楽的な数学が必要である. そこでは「音」の高低を t によって変えながら $h(x)$ を上の積分で「録音」し, それを「再生」する.

[10] 独立性の基本は, 高校でサイコロの目の和を考えたように, 和 $X_1 + X_2$ の確率密度が, その和を一定に保つ畳み込み (convolution) $h_1 * h_2(x) = \displaystyle\int_{-\infty}^{\infty} h_1(t)h_2(x-t)\mathrm{d}t$ で計算できることであり, Fourier 解析によれば $\mathrm{C}[X_1 + X_2] = \mathrm{C}[X_1] + \mathrm{C}[X_2]$ が成り立つことと同じことである. 上ではこれが任意の係数付きで成り立つとしている.

$$C[a(X_1 + \cdots + X_n)] = (nc_2 a^2 t^2 + nc_4 a^4 t^4 + \cdots, nc_1 at + nc_3 a^3 t^3 + \cdots)$$

となる（$c_1 = E[X]$, $c_2 = -V[X]/2$）．上では $a = 1/n$ の計算をしたので，c_1 を含む項だけが $nc_1 at = c_1 t$ となって n に依存しなくなっている．しかし c_1 は平均であり，平行移動で変わらない「分布の形」とは無関係である．そこで X の代わりに $X - E[X]$ を考えることにすれば $c_1 = 0$ である．その上で $a = 1/\sqrt{n}$ として c_2 を含む項が n に依存しないようにする．c_2 は基本的に分散であり，平行移動で変わらないことに注意して，

$$C\left[\sqrt{n}\left(\overline{X} - E[X]\right)\right] = \left(c_2 t^2 + (c_4/n)t^4 + \cdots, (c_3/\sqrt{n})t^3 + \cdots\right)$$

である．ここで n を大きくすると c_2 以外の項は小さくなる．具体的には，$c_1 = E[X]$, $c_2 = -V[X]/2$ が平行移動で $c_1 = 0$, $c_2 = -V[X]/2$ となって $\lim_{n \to \infty} C\left[\sqrt{n}\left(\overline{X} - E[X]\right)\right] = \left(-\dfrac{V[X]}{2}t^2,\ 0\right)$ である．これを法則（または分布）収束に関する中心極限定理 (central limit theorem, CLT) と言う．

$\overline{X}$ の従う分布の形は，n を大きくすると $E[X]$ の近くに集中するが，$E[X]$ を中心として $\sqrt{n}$ 倍にすると，分散が n によらず一定となる．ここで $n \to \infty$ とすると，特性ベクトルにおいて平均と分散以外の分布の個性を表す「$o(t^2)$」の部分が消える．これが CLT の意味である．失う個性を持たず，$C[X] = \left(-\dfrac{Vt^2}{2},\ mt\right)$ となる分布を正規 (normal) 分布と呼び，$N(m, V)$ と書く．CLT から，多くの変数の相加平均は概ね正規分布に従う．

6.3.6　大数の法則

X_n が同じ分布に従わなくても例えば $E[X_n] = m$（一定）であって $V[X_n]$ が有界のときは，n を大きくすると $\overline{X}$ の分散 $\dfrac{V[X_1] + \cdots + V[X_n]}{n^2}$ は 0 に近づくので，N を任意の自然数として $\left|\overline{X} - m\right| < 1/10^N$ となる確率 p_n は $\lim_{n \to \infty} p_n = 1$ を満たすと思われる．これを確率収束に関する大数の（弱）法則 ((weak) law of large numbers, LLN) と呼ぶ．これを Chebyshev の不等式というもので証明するのは確率論の基本とされるが，本書では扱わない．

6.3.7 様々な連続分布

(1) 連続一様分布 $U(x) = \begin{cases} 0 \ (x < 0) \\ x \ (0 \le x \le 1) \\ 1 \ (x > 1) \end{cases}$ について $E = \dfrac{1}{2}$, $V = \dfrac{1}{12}$ であ

る. これは標準的ではないが, 標準一様分布と呼ばれる.

(2) $C[X] = \left(-\dfrac{Vt^2}{2}, \ mt \right)$ のとき $X \sim N(m, V)(x) = \dfrac{1}{2} + \dfrac{1}{2}\mathrm{erf}\left(\dfrac{x - m}{\sqrt{2V}} \right)$.

密度は $DN(m, V)(x) = \dfrac{1}{\sqrt{2\pi V}} \exp\left(-\dfrac{(x - m)^2}{2V} \right)$ である.

(3) $X_1, \ldots, X_n \sim N(0, 1)$ は独立として, $\overline{X} = \dfrac{X_1 + \cdots + X_n}{n}$ とおき,

$K = (X_1 - \overline{X})^2 + \cdots + (X_n - \overline{X})^2$, $u^2 = \dfrac{K}{n - 1}$, $T = \dfrac{\overline{X}}{u/\sqrt{n}}$ とする.

確率変数 K の従う分布を χ_{n-1}^2 と書き, 自由度 $(n - 1)$ のカイ二乗分布[11] と呼ぶ. 確率変数 T の従う分布を t_{n-1} と書き, 自由度 $(n - 1)$ の (Student[12] の) t 分布と呼ぶ. 自由度を DoF (degree of freedom) と書くことにして, 次を導くのは大変なので覚えてしまおう.

- $X \sim \chi_{\mathrm{DoF}}^2$ のとき　$E[X] = \mathrm{DoF}$, $V[X] = 2\mathrm{DoF}$

- $X \sim t_{\mathrm{DoF}}$ のとき　$E[X] = 0$, $\mathrm{DoF} > 2 \Rightarrow V[X] = \dfrac{\mathrm{DoF}}{\mathrm{DoF} - 2}$

---

[11] χ は kh や ch に相当するギリシャ文字でカイ (chi) と読む.
[12] 1908 年当時, ギネスビールで醸造の研究をしていた Gosset のペンネーム.

（補足）分布の形状について

(1) 連続一様分布の密度のグラフは簡単なので各自で作成せよ.

(2) 正規分布の密度 $y = \mathrm{DN}(m, V)(x)$ のグラフは下図のようになる.

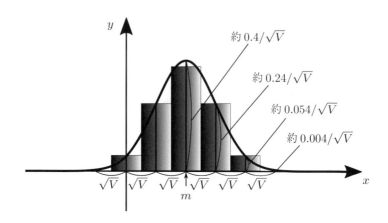

垂直な対称軸 $x = m$ を持つ左右対称の釣鐘曲線. 標準偏差 $\sqrt{V}$ は横幅の基準. 二項分布との比較のために, $m = 2, V = 1$ として $X \sim \mathrm{B}(4,\ 1/2)$ のときの確率 $\mathrm{P}(X = k) = \binom{4}{k} \dfrac{1}{16}$ の棒グラフを重ねた. 棒グラフの値は順に $0.0625, 0.25, 0.375, 0.25, 0.0625$ であり, 正規分布の密度の値に近い. ただし棒グラフの本数の問題もあるので, 一般的に $\mathrm{B}(n, p)$ が $\mathrm{N}(np, np(1 - p))$ に十分近いと言われる条件は, $p = \dfrac{1}{2}$ のときは $n \geq 10$, $p < \dfrac{1}{2}$ のときは $np \geq 5$, $p > \dfrac{1}{2}$ のときは $n(1 - p) \geq 5$ である.

（注）五つの直線 $x = m - 2\sqrt{V}, m - \sqrt{V}, \ldots, m + 2\sqrt{V}$ で分けた六つの部分の面積は, 順に約 $0.02, 0.14, 0.34, 0.34, 0.14, 0.02$ なので覚えよう.

(3) $y = \mathrm{Dt}_{\mathrm{DoF}}(x)$ のグラフは, 標準正規分布の密度と似た y 軸対称の釣鐘曲線である. 実際, 極限において $t_{\infty} = \mathrm{N}(0, 1)$ であり, DoF が 29 以上のときは $\mathrm{N}(0, 1)$ で近似することが可能である. よってグラフの図示は省略する.

　$y = \mathrm{D}\chi^2_{\mathrm{DoF}}(x)$ のグラフは, 定義から明らかなように $x > 0$ の部分にしか

なく,次の図のように左右非対称である.特に左右の面積 0.05 の尻尾の部分が,ウサギの尻尾とネズミの尻尾のように異なることに注意する.

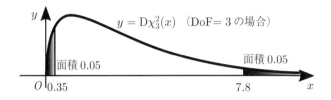

(4) Poisson 分布 Poisson(λ) は,λ が 10 以上のとき,正規分布 $\mathrm{N}(\lambda, \lambda)$ で近似される.$\lambda > 5$ で悪くないと考えることもある(下図).

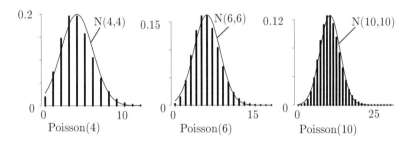

(5) カイ二乗分布 χ^2_{DoF} は,$\mathrm{DoF} \geq 100$ のとき $\mathrm{N}(\mathrm{DoF}, 2\mathrm{DoF})$ で近似される.$\mathrm{DoF} = 10$ では全然ダメ.$\mathrm{DoF} = 50$ なら悪くない(下図).

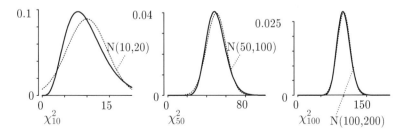

(6) CLT によると連続一様分布に従う独立な確率変数を加えていけば正規分布に近くなる.5 個ぐらいでそれらしくなり,10 個も足せば区別できない.

ここまでの理解のポイント

□　特性対（キュムラント母関数）について，説明することができる.

□　事象の独立性と確率変数の独立性について，説明することができる.

□　確率変数の独立性を，特性対を用いて，特徴づけることができる.

□　正規分布を，特性対によって，特徴づけることができる.

□　CLT の意味と LLN の意味を説明することができる.

□　標準一様分布の密度関数のグラフを描くことができる.

□　t 分布，χ^2 分布について，説明することができる.

□　いろいろなところに正規分布が現れることを理解する.

ここまでの定着のポイント（復習用）

□　次ページの演習問題について，似た問題を解くことができる.

□　カイ二乗分布の左右の尻尾の形の違いについて理解する.

□　二項分布，t 分布，Poisson 分布，カイ二乗分布が正規分布で近似される
　　条件について，説明することができる.

第6章の演習問題

1. 1から10の整数が同じ確率で出るルーレットで出た数を X とする.
(1) X の期待値 $\mathrm{E}[X]$ と2次の積率 $\mathrm{E}[X^2]$ を求め,小数で答えよ.
(2) X の分散を求め,小数で答えよ.

2. コインを10回投げ,表が出た回数を X とする.表が少なくとも2回出る確率は約何パーセントかを整数で答えよ.

3. サイコロを4回投げるとき,2以下が出る回数の分散を求めよ.

4. サイコロを5回投げて4が出る回数 X の2次積率 $\mathrm{E}[X^2]$ を求めよ.

5. 1時間に20回起こることが6分間に3回起こる確率は何パーセントか求めよ.ただし $\exp(-2.0) \approx 0.135$.

6. 100 mL あたり15個の微小異物が含まれる液体から,20 mL とるときに微小異物が少なくとも2個入っている確率と,10 mL とるときに少なくとも1個入っている確率を求めて比較せよ.ただし $\exp(-1.5) \approx 0.223$.

7. 次のとき $\mathrm{E}[X]$ と $\mathrm{V}[X]$ を求めよ. (1) $X \sim \chi_4^2$ 　(2) $X \sim t_5$

8. 確率変数 $X_1, \dots, X_n \sim \mathrm{N}(m, V)$ は独立として, $\quad \overline{X} = \dfrac{X_1 + \cdots + X_n}{n}$,
$v = (X_1 - \overline{X})^2 + \cdots + (X_n - \overline{X})^2$, $\quad u^2 = \dfrac{n}{n-1}v$, $\quad \mathrm{SEM} = \dfrac{u}{\sqrt{n}}$ とおき,
さらに $T = \dfrac{\overline{X} - m}{\mathrm{SEM}}$ とおくと, T の従う分布は t_{n-1} であることを示せ.

第6章演習問題の解答

1. (1) $E[X] = \dfrac{1+2+\cdots+10}{10} = 5.5, E[X^2] = \dfrac{1^2+2^2+\cdots+10^2}{10} = 38.5$

(2) $V[X] = E[X^2] - E[X]^2 = 38.5 - 5.5^2 = 8.25$

2. $1 - \dbinom{10}{0}\dfrac{1}{2^{10}} - \dbinom{10}{1}\dfrac{1}{2^{10}} = 1 - \dfrac{11}{1024} = 0.989\ldots$ から約 99%.

3. $X \sim B(n,p)$ のとき $V[X] = np(1-p)$ だから $V[X] = 4 \cdot \dfrac{1}{3} \cdot \dfrac{2}{3} = \dfrac{8}{9}$

4. $E[X] = 5 \cdot \dfrac{1}{6}, \quad V[X] = 5 \cdot \dfrac{1}{6} \cdot \dfrac{5}{6}. \quad \therefore E[X^2] = V[X] + E[X]^2 = \dfrac{25}{18}.$

5. 1時間に20回起こることは，発生頻度としては，6分間に2.0回起こると期待される．そこで $\lambda = 2.0$ の Poisson 分布を考える．それがちょうど3回起こる確率は $\dfrac{2.0^3}{3!}\exp(-2.0) = 0.18$ であり，18% である．

6. 前者の確率 $1 - \dfrac{3.0^0}{0!}\exp(-3.0) - \dfrac{3.0^1}{1!}\exp(-3.0) = 1 - 4.0 \times (0.223)^2 \approx$ 0.80 は，後者の確率 $1 - \dfrac{1.5^0}{0!}\exp(-1.5) = 1 - 0.223 \approx 0.78$ より高い．

(注) 指数法則 $\exp(a+b) = \exp(a)\exp(b)$ を使って $\exp(-3.0)$ を計算した．

7. (1) $E[X] = 4, V[X] = 8$　(2) $E[X] = 0, V[X] = \dfrac{5}{5-2} = \dfrac{5}{3}$

8. $Z_1 = \dfrac{X_1 - m}{\sqrt{V}}, \ldots, Z_n = \dfrac{X_n - m}{\sqrt{V}}, \quad \overline{Z} = \dfrac{Z_1 + \cdots + Z_n}{n}$ とおくと，$Z_1, \ldots, Z_n \sim N(0,1)$ なので $K = (Z_1 - \overline{Z})^2 + \cdots + (Z_n - \overline{Z})^2$ の従う分布は χ^2_{n-1} であり，$T = \dfrac{\sqrt{n(n-1)} \cdot \overline{Z}}{\sqrt{K}}$ の従う分布は t_{n-1} である．このとき

$$T = \dfrac{\sqrt{n(n-1)}(\overline{X}-m)/\sqrt{V}}{\sqrt{\{(X_1 - \overline{X})^2 + \cdots + (X_n - \overline{X})^2\}/V}} = \dfrac{\overline{X}-m}{\sqrt{u^2/n}} = \dfrac{\overline{X}-m}{\text{SEM}}$$ である．

第 **7** 章

古典統計学

7.1 統計学的推論 (statistical inference)

7.1.1 統計学

　国家 (states) は最初からあったものではなく，中世のローマ帝権から近代の各共同体の支配の状態 (state) へ発展した[1] 後の，権力の多様性である．今日統計学 (statistics) と呼ばれる分野は，元々は国民国家などの国家観を作る社会学であった．家族と同様，国家が単なる制度でないのは明らかだが，異なる動物種のように考えて「日本人は勤勉だ」とか「怠け者は日本国民でない」とか言うのは，差別的で間違っている（私にも不都合だ）．

　現在の統計学において，母集団 (population, 人々) は現象の背後の実体ではなくモデルである．モデルには，応用して利益を得るとか，統計学を数学的に発展させるとかの合理的な目的がある．不可知であるはずの母集団を「国民」として知覚するといった非合理は，モデルとは結びつかない．ところが本章で学ぶ古典統計学には，母集団を実体とみなすことによってしか成り立たないという弱みがある．統計学を国家権力から切り離し，科学的な探求のためのツールとして認識することは，割と高度なことである．

　演繹は含意に基づく古典的な推論であるが，現代数学や計算機を利用する非演繹的推論も広義の帰納[2] として普及してきた．その代表が本章で学ぶ

---

[1] 国際社会が現れるのは 30 年戦争後，数学では対数から微積分へ進む時代である．

[2] 命題 $P(x)$ がいくつかの x について成り立つことから，多くの x について成り立つと考えることを狭義の帰納と言う．統計学に基づく場合，これはただの思い込みではなく，

統計的推論と次章で学ぶ Bayes 学習である. 統計学の発展は計算機の技術革新に依存してきたが, 最近では反対に統計学が計算機の知的判断 (人工知能, AI) を信頼するための人間的な理論に変容している. この流れで計算機の使い方が豊かになっていけば, 権力のあり方さえも変わるのだろう.

7.1.2　サンプリング

$X_1, \ldots, X_n$ は同じ母集団 $H(x)$ に従う独立な確率変数とする. 母集団は連続とすることが多い. また Y は定数 $X_1, \ldots, X_n$ に対して次のように定まる標本 (sample) と呼ばれる離散分布 $G(y)$ に従う確率変数である:$X_1, \ldots, X_n$ が全て異なるときは $\mathrm{P}(Y = X_1) = \cdots = \mathrm{P}(Y = X_n) = 1/n$, 重複があるときは (重複度)$/n$ とする. 例えば $X_1 = X_2 = 1$, $X_3 = X_4 = X_5 = 2$ のとき $\mathrm{P}(Y = 1) = 2/5$, $\mathrm{P}(Y = 2) = 3/5$ とする.

$X_1, \ldots, X_n$ は母集団においては確率変数, 標本においてはデータという定数である. それらを同じ記号で書いて関連付けることを理論上のサンプリング (sampling) と言う. 古い統計学では変数 X を定数と区別し, 観測 (observation) によって関連付ける.

母集団

母集団の期待値, つまり X の期待値 $\mathrm{E}[X]$ を母平均 (population mean) と呼び, m と書く. 分散 $\mathrm{V}[X]$ を母分散と呼び, V と書く. $\sqrt{V}$ を母標準偏差と呼び, σ と書く[3]. これらの決して知ることのできない定数を母数 (parameter) と呼び, 変数ともデータとも区別する.

標本

データの個数 n を標本の大きさ (size) と呼ぶ. 標本の期待値, つまり Y の期待値 $\mathrm{E}[Y] = (X_1 + \cdots + X_n)/n$ を標本平均と呼び, 今後一貫して $\overline{X}$ のように書く. 例えばデータを $X_1^2, \ldots, X_n^2$ に変えた場合の標本平均は $\overline{X^2}\,(= (X_1^2 + \cdots + X_n^2)/n)$ である.

計算機で計算することができる論理的思考である. 今日では計算機にものを教えて人間の代わりをさせるための技法を全て帰納とするのが有益である.

[3] σ は小文字のシグマ (sigma) である. 和の記号に使う大文字の Σ と区別すること.

標本の分散

標本の分散，つまり Y の分散 $V[Y]$ を未修正 (uncorrected) 標本分散と呼び，小文字で v と書くことによって母分散 V と区別する．もちろん

$$v = \overline{(X - \overline{X})^2} = \overline{X^2} - (\overline{X})^2$$

である．$\sqrt{v}$ を未修正標本標準偏差と呼び，s と書いて σ と区別する[4]．$u^2 = \dfrac{n}{n-1} v$ を修正 (corrected) 標本分散または不偏 (unbiased) 分散と呼び，v と区別する．またその平方根 $u\,(> 0)$ を修正標本標準偏差と呼ぶ．医療統計学で SD (standard deviation) と書くのは，この u である．$u\,(= \mathrm{SD})$ を $\sqrt{n}$ で割った $u/\sqrt{n}\,(= \mathrm{SD}/\sqrt{n})$ を SEM (standard error of mean, 平均の標準誤差) と呼ぶ．これらの用語は，次のように正確に覚える必要がある．

$$\mathrm{SEM} = \frac{\mathrm{SD}}{\sqrt{n}}, \quad \mathrm{SD} = \sqrt{u^2}, \quad u^2 = \frac{n}{n-1} v.$$

7.1.3 無作為性

統計学を現実の問題に適用して上手くいくことを，現実のサンプリングが無作為 (random) に行われたと言う．無作為性は統計学を適用するための努力であり，何もしないことではない．統計学が適用できるかどうかはやってみなければわからないので，無作為性は疫学研究などの現場において，（機械学習が可能になるまで）人間だけが学習してきた智恵である．

7.1.4 推定

同じ母集団 H に従う独立な確率変数 $X_1, \ldots, X_n$ の関数 $f(X_1, \ldots, X_n)$ は**統計量** (statistic) と呼ばれる確率変数である．サンプリングによりデータ $X_1, \ldots, X_n$ が観測されると，f の値が測定 (measure) される．H が母数 t に依存するとき，t を推定 (estimate) する統計量を測定することを t の**点推定**と呼ぶ．ただしこのように母数を確率変数と区別する立場は現代的でない．

---

[4] 修正・未修正の違いが明記されない本では，「不偏分散」という用語があれば「標本分散」と「標本標準偏差」は未修正である可能性が高い．なお Excel では未修正は「〜.P」修正は「〜.S」として区別する．

最尤推定による点推定

　独立性から密度の積 $L = \mathrm{D}H(X_1) \cdot \mathrm{D}H(X_2) \cdots \cdot \mathrm{D}H(X_n)$（離散分布では確率の積）を考え，$X_1, \ldots, X_n$ を固定して t の関数とみなした $L = L(t)$ を**尤度** (likelihood, 尤 もらしさ) と呼ぶ．尤度が極大となる t の値は $X_1, \ldots, X_n$ の関数として定まるので，統計量である．これを t の**最尤推定量** (maximum likelihood estimator, MLE) と呼ぶ．

不偏推定による点推定

　$t = \mathrm{E}[f(X_1, \ldots, X_n)]$ のとき，f を t の**不偏推定量** (unbiased estimator, UE) と呼ぶ．

点推定の例

　$H = \mathrm{N}(m, V)$（正規分布）の対数尤度は t を対 (m, V) と考えて，

$$\sum_{k=1}^{n} \ln(\mathrm{D}H(X_k)) = \sum_{k=1}^{n} \left(\frac{-1}{2} \ln(2\pi V) - \frac{(X_k - m)^2}{2V} \right).$$

t を動かして極大となる点では勾配（$\nabla = [\partial_m \; \partial_V]$）が消えるので，

$$\sum_{k=1}^{n} \frac{X_k - m}{V} = 0, \quad \sum_{k=1}^{n} \left(\frac{-1}{2V} + \frac{(X_k - m)^2}{2V^2} \right) = 0.$$

$$\therefore m = \frac{X_1 + \cdots + X_n}{n} = \overline{X}, \quad V = \frac{(X_1 - \overline{X})^2 + \cdots + (X_n - \overline{X})^2}{n} = v.$$

よって (m, V) の最尤推定量は標本平均・未修正標本分散対 $(\overline{X}, v)$ である．今

$$\mathrm{E}[\overline{X}] = \frac{\mathrm{E}[X_1] + \cdots + \mathrm{E}[X_n]}{n} = \mathrm{E}[X_1] = m,$$

$$\mathrm{E}[v] = \frac{1}{n} \sum_{k=1}^{n} \mathrm{E}[\{(X_k - m) - (\overline{X} - m)\}^2] = V - \frac{2V}{n} + \frac{V}{n} = \frac{n-1}{n} V$$

であるから，修正した $u^2 = \dfrac{n}{n-1} v$ が $\mathrm{E}[u^2] = V$ の不偏推定量である．

区間推定

変数 X が母数 t に依存する母集団に従うとき，基準 α（普通 0.05）に対して $P(X \in I) = 1 - \alpha$ となる区間 I をとり，$X \in I$ を $a(X) \le t \le b(X)$ の形に解くことを t の**区間推定**と呼ぶ．$1 - \alpha$ を信頼 (confidence) 水準または信頼度，$[a(X), b(X)]$ を信頼区間[5] と呼ぶ．本章では扱わず，第 9 章で論じる．

7.1.5 仮説検定

仮説検定 (hypothesis test) は背理法の統計版である．右の片側 (one-tailed) 検定では，否定したい帰無仮説と基準 α（普通 0.05）を決め，$P(X \ge b) = \alpha$ となる b を求める．帰無仮説は b を求めるために役立つように決める．観測された事象は，測定値 $X = c$ そのものでなく，それを含む極端な状況である．その状況の確率 $P(X \ge c)$ を P 値と呼ぶ．P 値が α より小さいことを示すため，測定値 c が右棄却域 $X \ge b$ にあることを示す．成功すれば，帰無仮説は有意 (significance) 水準 α で棄却 (reject) されたと言う．左片側検定では $P(X \le a) = \alpha$ として a を求め，c が左棄却域 $X \le a$ にあることを示す．確率 0 の事象も起こり得るが，確率が低いことは起こりにくいので，棄却と矛盾との間には類似性がある．この類似性から，帰無仮説の棄却は，帰無仮説を否定して対立 (alternative) 仮説を主張する根拠となる．反対に帰無仮説が棄却されず採択 (accept) された場合，背理法の失敗と同様，何も主張できない[6]．**対立仮説が明らかな場合，採択はデータ不足を意味する**．また成功する場合は左右一方だけが成功するので，有意水準を 2α として左右棄却域を同時に考える両側 (two-tailed) 検定には原理的な問題がある[7]．

推定は確率 > 0.95 と真理値 1 の類似に基づき，検定は確率 < 0.05 と真理値 0 の類似に基づく．真かつ真の論理積を確率に置き換えると，独立な場合 $0.95^2 \approx 0.90$ は 1 と似ていない．このように**統計学的推論が古典論理と両立しない現象**を「多重検定の問題」と言う[8]．

---

[5] 離散分布の場合は定義を工夫する．連続分布でも左右対称にするなどの工夫をする．

[6] 例えば「有意差なし」との主張には差し当たり意味がなく，第 9 章の検出力解析を行ってはじめて現実的な違いが少ないことの指標となる．「仮説検定」は本来そうした努力を含む枠組みであり，そこが不十分なときはデータ不足の危険性がある．

[7] 第 9 章で学ぶ検出力解析では，考える状況が異なることに注意する．

[8] 例えば推定された結果に依存する検定は誤りである．検定方法を決定するため等分散

例題. (1) コインを8回投げて表が1回しか出なかったとき，このコインが歪んでいることを有意水準5%で主張できるか？

(2) 同じコインを8回投げた人がもう1人いるらしい．2人のうち少なくとも1人について，8回投げて表が1回しか出ないことのP値を求めよ．

二項検定. 帰無仮説として母比率pを決める．母比率pのことがn回中k回起こったとき，$X \sim \mathrm{B}(n,p)$として，kが多すぎると言うには事象$X \geq k$，少なすぎると言うには事象$X \leq k$の確率をP値とする．

解答. (1) $X \sim \mathrm{B}(8, \frac{1}{2})$ のとき $\mathrm{P}(X \leq 1) = \dfrac{1}{2^8} + \dfrac{8}{2^8} = 0.035 < 0.05$（棄却）．したがってこのコインは歪んでいると主張することができる．

(2) 帰無仮説の下で2人の結果は独立である．したがって$Y \sim \mathrm{B}(2, 0.035)$として，求めるべきP値は$\mathrm{P}(Y \geq 1) = 2 \cdot 0.035 \cdot 0.965 + 1 \cdot 0.035 \cdot 0.035 = 0.069$である．（分数で求めると$4527/65536$．）**多重検定の問題で採択となった！**

問題 7.1

問. 次のどの場合にコインが歪んでいると言えるか有意水準0.05で答えよ．
(1) 10回投げて2回表　(2) 15回投げて3回表　(3) 20回投げて4回表

解答. 帰無仮説は$p = \dfrac{1}{2}$である．$(1 + 10 + 45)/1024 > 0.05$と$(1 + 15 + 105 + 455)/32768 < 0.05$から，(2)と(3)の場合である．どの場合も表の標本比率は同じなので，(1)で棄却されないのは，単に投げる回数が少なく，標本が小さいことによると思われる（データ不足）．(3)の場合については，計算によって帰無仮説を棄却するまでもなく，(2)の場合から断定することができる．この断定が可能なのは，(2)と(3)で表が出る標本比率が全く同じで，標本の大きさだけが大きいからである．

や正規性の検定を事前に行うとの記述を散見するが，そんなことを簡単に許せば多重検定の問題を生じる．基本的には，解析方法は研究途中で得られた情報に依存しないように決めるべきなので，等分散性や正規性の検定は批判的にしか有効でない．厳しく言えば，**当該研究の結果を否定する証拠にしかならない**ということである．

ここまでの理解のポイント

☐ 古典統計学には，母集団が固定されるという問題があることを理解する．付録で説明されているように，母集団が場所や時期に依存する，かりそめの抽象的なものであり，便宜的に固定されるにすぎないことを理解する．

☐ 医学研究などで行われるサンプリングは，古典統計学の理論上のサンプリングが説明する現象の一つであることを理解する．またサンプリングの無作為性とは，その説明が上手くいくようにサンプリングを行うことであり，経験的で技術的なタームであることを理解する．

☐ 母平均 m と標本平均 $\overline{X}$ の違いを理解する．

☐ 母分散 V と未修正標本分散 v および修正標本分散 u^2 の違いを理解する．

☐ 修正標本分散の正の平方根として得られる修正標本標準偏差 u を，標本の大きさの平方根 $\sqrt{n}$ で割ったものが SEM であることを理解する．

☐ 最尤推定について，説明することができる．

☐ 不偏推定について，説明することができる．

☐ 仮説検定について，説明することができる．

☐ 区間推定について，説明することができる．

☐ 多重検定の問題について，説明することができる．

ここまでの定着のポイント（復習用）

☐ 正規母集団の場合，$(\overline{X}, v)$ は (m, V) の最尤推定量であり，$(\overline{X}, u^2)$ は (m, V) の不偏推定量であることを説明できる．

☐ 7.1.5 項の例題および問題 7.1 について，似た問題（つまり「母比率に関する二項検定の問題」）を解くことができる．

メ モ

この欄は，自己理解や学習ポートフォリオの作成に活用されたい．第7，8章の内容は，大学初年次に学修するだけでなく，**大学3年次ごろ，第9章の医療統計学の一部として再度学修する**と想定する．当初の理解や発見に日付をつけて記入しておけば，後日，自らの理解を深めたり，別の発見をしたりするのに役立つだろう．

....
....
....
....
....
....
....
....
....
....
....
....
....
....
....
....
....
....
....
....
....
....
....

7.2　*t* 検定 (*t*-test)

7.2.1　1 標本 *t* 検定

　t 検定とは，Student の *t* 分布を利用する検定の総称である．最も易しい *t* 検定は，正規母集団からの標本について，標本平均 $\overline{X}$ と母平均 m の差を SEM で割った商が *t* 分布に従うことを利用する「母平均の 1 標本 *t* 検定」である．母平均 m を決めることによって帰無仮説を立て，それが棄却された場合には，標本平均 $\overline{X}$ が m よりも有意に大きいとか，有意に小さいとか言う．反対に採択された場合に「有意差が見られなかった」などの結論を出すためには，第 9 章で学ぶ検出力解析が必要である．

　基本的に母平均 m は，標本平均 $\overline{X}$ から見て明らかに小さいか，大きいかに設定する．その明らかさの度合を統計学的に評価するのが *t* 検定だからである．母平均 $m = 0$ を帰無仮説とする場合は，標本平均 $\overline{X}$ が正か負かに大きく偏っているはずである．そして結果が明らかであるにもかかわらず帰無仮説が棄却されないとすれば，それはデータが不足しているからであろう．もちろん十分な検出力が確保されていれば，結果が明らかだと思ったのは気のせいで，実際は有意差がなかったと認めなければならない．

例題 1（母平均の *t* 検定）．正規母集団から無作為抽出された大きさ 10 の標本 $1, 2, 3, -2, -1, 3, -2, 5, 3, 4$ がある．標本平均は 1.6 であり，母平均も正の数と思われる．これは有意水準 0.05 で統計学的に主張できることか？ただし $t_9(-1.83) = 0.05$ とする．

公式．独立な $X_1, \ldots, X_n \sim \mathrm{N}(m, V)$ に対し，$T = \dfrac{\overline{X} - m}{\mathrm{SEM}}$ は t_{n-1} に従う．その密度は $\mathrm{D}t_{n-1}(-x) = \mathrm{D}t_{n-1}(x)$ を満たす．m の値は決して知ることができず，m をいくらにするかは *t* 検定の帰無仮説である．

解答．帰無仮説は母平均 $m = 0$. $\dfrac{9}{10}u^2 = \overline{X^2} - (\overline{X})^2 = 8.2 - (1.6)^2 = 5.64$, $u = \sqrt{6.27}$, $T = \dfrac{1.6}{\sqrt{0.627}} > 1.83$ （$t_9(1.83) = 0.95$, 棄却）から主張できる．

例題2（対応のある差の平均の t 検定）．10人に2種類の問題集A，Bの一方を用いて学習させた後に試験を行い，これらの問題集のどちらが効果的かを判定することにした．試験は2回あり，どちらも10点満点で，難易度は同程度である．そこで同じ人が1回目の試験前と2回目の試験前で異なる問題集を使うことにして，成績の差に着目した．どちらの問題集を先に用いるかについては，あらかじめこの10人を成績の分布がなるべく同じになるように5人ずつの組に分け，一方の組では先に問題集Aを，他方の組では先に問題集Bを用いて学習を行った．問題集Aを用いた後の成績から，問題集Bを用いた後の成績を引いた対応のある差の分布が 1，2，3，−2，−1，3，−2，5，3，4となった．標本平均は1.6である．問題集Aの方が効果的であると言えるかを，有意水準を0.05として答えよ $(t_9(-1.83) = 0.05)$．

考え方．いろいろと書いてあるが例題1と同じ問題である．他の情報は実験に関わるものであり，数学としての統計学に関わるものではない．単に1回目の試験の前に問題集Aを学習し，2回目の試験の前に問題集Bを学習するというのでは，問題集の違いだけではなく，以前の学習の記憶や試験の難易度の違いなど，様々な要素が混合してしまう．そこで比較したい量以外を均質化するために5人づつの組に分けるという**クロスオーバー試験**のデザインが問題文に書かれている．ところが，これでは差が2種類の正規分布に従うように思われる．実は1標本 t 検定はクロスオーバー試験の解析手法として必ずしも適切とは考えられていない．試験を受けるだけで人間は成長するし，医学実験の場合には薬などに耐性を持つように人体が変化してしまうからである．クロスオーバー試験の結果は多角的に検討すべきとされる．

また10人が同じ問題集を用いて学習し，前後でテストを行うという単純な研究デザインを**前後比較試験**と呼ぶ．この場合も対応のある差に関する1標本 t 検定を行う．ただし医学研究などでは，このデザインは実験ではなく，単に症例を集めているだけだとされる．実際，点数の変化は問題集の効果かどうかわからず，単にテストを1回受けたことの効果かもしれない．

ここまでの理解のポイント

□ 「母平均の1標本t検定」について，理解する.
□ 「対応のある2群の差の母平均のt検定」について，理解する.

ここまでの定着のポイント（復習用）

□ 125ページの演習問題について，似た問題を解くことができる.

医療統計学問題4（7.1節と7.2.1項の読解用）

第9章の問題3の後で医療的観点から第7, 8章を再学修するとき利用する.

(1) 母比率の検定では，母比率$p = p_0$が[ア　　　　]仮説である. サンプリングが独立試行として行われ，大きさnのデータのうちk個が該当した場合，[イ　　　　]比率はk/nである. k/nがp_0と比較して大きすぎる場合，[ウ　　　　]はP($X \geq k$)として計算される. [ウ]が有意水準（普通は0.05）より小さい場合，帰無仮説は[エ　　　]され，[オ　　　　]仮説として，母比率はp_0より有意に大きいと言うことができる.

(2) 対応がある二つの大きさnのデータの比較では，対応のある[カ　　]をデータXとみなし，1群のt検定を行う. 帰無仮説を母平均$m = 0$として，[キ　　　　]平均$\overline{X}$を[ク　　　　　]で割った値を検定統計量Tとする. ここで[ク]を求めるには，標本における分散$v = \overline{X^2} - \overline{X}^2$に$\dfrac{n}{n-1}$をかけて補正した，不偏分散$u^2$の正の平方根$u$（医療では[ケ　　　　]と書く）を求め，それを$\sqrt{n}$で割った商を[ク]とする. Tがt分布t_{n-1}に従うことから，例えばTが左の棄却域にあれば帰無仮説を棄却し，対立仮説として，mは[コ　　　　]であると言うことができる.

医療統計学問題4（7.1節と7.2.1項の復習用）

(a) 修正された標本分散u^2は母分散Vの何か.
(b) クロスオーバー試験の解析で気をつけるべきことは何か.

メ モ

理解や発見に日付をつけて記入．後日，理解の深化や新発見のために役立てよう．

....
....
....
....
....
....
....
....
....
....
....
....
....
....
....
....
....
....
....
....
....
....
....
....
....
....
....
....

第7章の演習問題（その1）

1. 次の値（以下の問題で使用する）について，空欄 a から f を埋めよ.

$$t_7(-1.89) = t_8(-1.86) = t_9(-1.83) = 0.05, \quad t_7(a) = t_8(b) = t_9(c) = 0.01,$$

$$t_7(d) = t_8(e) = t_9(f) = 0.95, \qquad t_7(3.00) = t_8(2.90) = t_9(2.82) = 0.99.$$

2. ある中高生向けの雑誌について，無作為抽出された読者9人の年齢が

$$10, \quad 16, \quad 10, \quad 18, \quad 16, \quad 14, \quad 12, \quad 14, \quad 16$$

であった. 読者の平均年齢は15才であると想定されているが，実際にはそれより低いようである. この主張を有意水準5%で検定せよ.

3. ある薬を A から I の9人に与えたところ，適切な条件において，血圧（拡張期血圧 (mmHg)）が次のように変化した. この薬は血圧を下げる効果があるかを有意水準5%で述べよ.
$A : 158 \to 134, \quad B : 138 \to 138, \quad C : 149 \to 125, \quad D : 153 \to 161,$
$E : 158 \to 158, \quad F : 158 \to 150, \quad G : 148 \to 132, \quad H : 158 \to 150,$
$I : 161 \to 161.$

4. 祭りの日に，1回500円のゲームで，1から10の数字が出るルーレットに5回挑戦し，そのうち4回は2以下であった. このルーレットは2以下の出る確率が不当に大きいと言えるかを，有意水準1%で述べよ.

5. 二項分布 $\mathrm{B}(n,p)$ は，np と $n(1-p)$ の両方が大きい（≥ 5）とき，正規分布 $\mathrm{N}(np, np(1-p))$ で近似される. 二項検定において，X が $\mathrm{N}(np, np(1-p))$ に近似的に従い，したがって $Z = \dfrac{X - np}{\sqrt{np(1-p)}}$ が $\mathrm{N}(0,1)$ に近似的に従うことを利用することを，母比率の Z 検定という. 3人でのジャンケンを18回行い，10回あいこになったとき，平等なジャンケンでないと言えるかを有意水準5%で述べよ. ただし $\mathrm{N}(0,1)(-1.65) = 0.05$.

第7章演習問題（その1）の解答

1. $a = -3.00$, $b = -2.90$, $c = -2.82$, $d = 1.89$, $e = 1.86$, $f = 1.83$.

2. 15才を基準としたデータ $X = -5,\ 1, -5,\ 3,\ 1, -1, -3, -1,\ 1$ が母平均0の正規分布に従うことを帰無仮説とする. $\overline{X} = -1$, $\overline{X^2} = \dfrac{73}{9}$, $u^2 = \left(\dfrac{73}{9} - 1\right) \cdot \dfrac{9}{8} = 8$ であるから $T = \dfrac{-1 - 0}{\sqrt{8}/\sqrt{9}} \approx -1.06 > -1.86$（採択）. 年齢が低いと主張するにはデータが足りない（おそらく検出力不足）.

3. 対応のある差のデータ $X = -24,\ 0, -24,\ 8,\ 0, -8, -16, -8,\ 0$ が母平均0の正規分布に従うことを帰無仮説とする. $\dfrac{\overline{X}}{8} = -1$, $\dfrac{\overline{X^2}}{64} = \dfrac{25}{9}$, $\dfrac{u^2}{64} = \left(\dfrac{25}{9} - 1\right) \cdot \dfrac{9}{8} = 2$ だから $T = \dfrac{-1 - 0}{\sqrt{2}/\sqrt{9}} = -\dfrac{3\sqrt{2}}{2} \approx -2.12 < -1.86$（棄却）. 効果があると言える（ただし前後比較なので根拠の水準は低い）.

4. 2以下の数が出る確率が1/5であることを帰無仮説として, 5回中4回以上, 2以下の数が出る確率を求めると, $\dbinom{5}{5}\left(\dfrac{1}{5}\right)^5 + \dbinom{5}{4}\left(\dfrac{1}{5}\right)^4 \dfrac{4}{5} \approx 0.007$ なので有意水準0.01で棄却. したがって2以下の数が出やすいと言える. （とはいえ祭りの日である. 同じゲームをする人がたくさんいるのだから, 多重検定の問題を考慮する必要がある. 怖そうなお兄さんに遠慮するわけではなく, 科学的判断として「何も言えない」が正解かもしれない.）

5. 3人でのジャンケンのあいこは9通りあるので, 本来1/3の確率で起こる. そこで, あいこが多すぎるという意味で平等でないことを対立仮説とする. 帰無仮説はあいこが1/3の確率で起こることとして $X \sim \mathrm{N}(6, 4)$ のとき $X = 10$ は $Z = (X - 6)/\sqrt{4} = 2 > 1.65$（棄却）. よって平等でない.

7.2.2　自由度

$X_1, \ldots, X_n$ が独立に $N(0,1)$ に従うとき，$\overline{X} = \dfrac{X_1 + \cdots + X_n}{n}$ とおいて，$K = (X_1 - \overline{X})^2 + \cdots + (X_n - \overline{X})^2$ が従う分布を，自由度 (degree of freedom, DoF) が $n-1$ のカイ二乗分布とした．ところが，実はもっと簡単に，$X_1{}^2 + \cdots + X_n{}^2$ が従う分布を自由度 n のカイ二乗分布と呼んでもよい．なぜなら上の K が従う分布は，$n-1$ 個の独立な $Y_1, \ldots, Y_{n-1} \sim N(0,1)$ に対して $Y_1{}^2 + \cdots + Y_{n-1}{}^2$ が従う分布と同じだからである．これは座標を回転すればわかることである．$n=2$ のとき $\mathbb{R}^2$ の座標として

$$Y_1 = \cos(s)X_1 + \sin(s)X_2, \quad Y_2 = -\sin(s)X_1 + \cos(s)X_2$$

とおくとき，(X_1, X_2) 座標を角 s だけ回転したものが (Y_1, Y_2) 座標である．$Y_1^2 + Y_2^2 = X_1^2 + X_2^2$ に注意すると，$N(0,1)$ の密度の形から，

定理．X_1, X_2 が独立に $N(0,1)$ に従うとき Y_1, Y_2 も独立に $N(0,1)$ に従う．

同様に $X_1, X_2, \ldots, X_n$ が独立に $N(0,1)$ に従うとき，$\mathbb{R}^n$ の回転で得られた $Y_1, Y_2, \ldots, Y_n$ もまた独立に $N(0,1)$ に従う．2点 $P(X_1, X_2, \ldots, X_n)$，$Q(\overline{X}, \overline{X}, \ldots, \overline{X})$ を含む超平面 $X_1 + X_2 + \cdots + X_n = nk$ ($k = \overline{X}$) を，第3章の演習問題（その2）のように回転したとすると，超平面 $Y_n = \sqrt{n}\overline{X}$ 上に対応する2点 $P'(Y_1, \ldots, Y_{n-1}, \sqrt{n}\overline{X})$，$Q'(0, \ldots, 0, \sqrt{n}\overline{X})$ がある．2点間の距離の平方は新旧どちらの座標で計算しても同じだから，確かに

$$\begin{aligned}
K &= (X_1 - \overline{X})^2 + \cdots + (X_n - \overline{X})^2 \\
&= (Y_1 - 0)^2 + (Y_2 - 0)^2 + \cdots + (\sqrt{n}\,\overline{X} - \sqrt{n}\,\overline{X})^2 \\
&= Y_1{}^2 + \cdots + Y_{n-1}{}^2.
\end{aligned}$$

である．$\overline{X}$ を使うと和 $X_1 + \cdots + X_n$ が固定されるので，その条件を回転によって一つの座標に押し付けて消してしまうのである．次節では，各行ごとの合計と各列ごとの合計が定められたクロス集計表というものが出てくる．消すべき条件がたくさんあり，自由度は (行数 -1) $\times$ (列数 -1) となる．

7.2.3　2標本 t 検定

t 分布 $t_{\mathrm{DoF}}(x)$ は自由度 DoF を任意の正の数としても定義され，その密度関数は次のようにベータ関数を用いて書かれる.

$$
\mathrm{Dt}_{\mathrm{DoF}}(x) = \frac{1}{\sqrt{\mathrm{DoF}} \cdot \mathrm{B}\left(\dfrac{1}{2}, \dfrac{\mathrm{DoF}}{2}\right)} \left(1 + \frac{x^2}{\mathrm{DoF}}\right)^{-(\mathrm{DoF}+1)/2}.
$$

2標本 t 検定では，二つの標本 $X_1, \ldots, X_n$ と $Y_1, \ldots, Y_l$ の母平均が一致するという帰無仮説を立てる．これら2つの標本は大きさが異なってもよい．それぞれの不偏分散を u_1^2, u_2^2 として，統計量 $T = \dfrac{\overline{X} - \overline{Y}}{\sqrt{\dfrac{u_1^2}{n} + \dfrac{u_2^2}{l}}}$ が自由度

$$
\mathrm{DoF} = \frac{\left(\dfrac{u_1^2}{n} + \dfrac{u_2^2}{l}\right)^2}{\dfrac{u_1^4}{n^2(n-1)} + \dfrac{u_2^4}{l^2(l-1)}}
$$

の t 分布に概ね従うという．Welch-Satterthwaite の公式による検定を Welch の t 検定という．後で学ぶ (one-way) ANOVA（(一元配置) 分散解析）や，その2標本の場合に相当する「Student の t 検定」は，前提となる等分散性が検証できないことから使われなくなってきた．多重検定の問題のため，等分散性検定は批判的にしか使えないということである.

公式の意味

SEM の平方 $(u_1/\sqrt{n})^2$ は標本平均 $\overline{X}$ の分散の推定量であり，同様に $(u_2/\sqrt{l})^2$ は $\overline{Y}$ の分散の推定量である．したがって差 $\overline{X} - \overline{Y}$ の分散の推定量 S は，$S = (u_1/\sqrt{n})^2 + (u_2/\sqrt{l})^2$ である．他方，カイ二乗分布の分散は自由度の2倍なので，SEM の平方の分散は，それぞれの自由度を分母とする $2(u_1/\sqrt{n})^4/(n-1)$ と $2(u_2/\sqrt{l})^4/(l-1)$ で推定される．S の分散はそれらの和であるとともに，有効自由度 DoF というものを想定して，同じ形 $2S^2/\mathrm{DoF}$ に書きたくなる．そう書いて整理したものが上の公式である.

計算機による計算のポイント

Excel (Microsoft Office), Numbers (iWork), Spread Sheet (Google) など
で C3〜C8 に標本 C,D3〜D10 に標本 D,E3 に「=AVERAGE(C3:C8)」,
F3 に「=AVERAGE(D3:D10)」を入力すれば,E3 と F3 に C, D の標本平均
が出力される.G3 に「=TTEST(C3:C8, D3:D10, 1, 3)」[9] と入力すると,2
標本 t 検定の片側 P 値が出力される.P 値 0.04784 が有意水準 0.05 より小さ
いので棄却となり,C の母平均は D の母平均より有意に大きいと言える.

	A	B	C	D	E	F	G
1			DMF 歯数		DMFT 指数		Welch-t
2		リスク	有り	無し	有り	無し	P 値
3			3	1	2.5	0.75	0.04784
4			0	0			
5			5	1			
6			0	0			
7			3	1			
8			4	2			
9				0			
10				1			

DMF 歯数は,ある人の治療前または治療中のう歯 (Decayed) だけでなく,
既に失われたう歯 (Missing) や治療済みの歯 (Filled) も数えた本数であり,
DMF(T) 指数はその標本平均 (本/人) である.ある地域の幼児たちについて
乳歯のう蝕の有無を調べ,大人になるまで追跡調査したと想像してほしい.
リスク要因の有無で分けた 2 群を追跡調査することを**コホート研究**と呼ぶ.
この研究は実験ではないが,群間比較を行うので,小規模であっても有意差
が出た場合には,結果の信頼性が高い.乳歯のう蝕が永久歯のう蝕のリスク
となるメカニズムについては,細菌学や衛生学などで学ぶだろう.

---

[9] 最後のコード 1, 3 の意味は,「片側」の「Welch 法」.ここを 2, 1 とすると「両側」の
「対応のある差」になるが,今の場合は標本の大きさが一致しないのでエラーが出る.

医療統計学問題 5（**7.2.2** 項と **7.2.3** 項の読解用）

(1) 等分散性を仮定しない [ア　　　　　　] の t 検定では，同じ分散を持つとは限らない二つの群の [イ　　　　　] の差を検定する．しばしば分散が等しくない場合の検定と呼ばれるが，分散が等しくても構わない．

(2) t 検定は二つの母集団がともに [ウ　　　　　] 分布であると仮定している．分布がひどく歪んでいたり，限界となる値がある場合，t 検定を行うためには，対数関数やロジット関数によって変換する必要がある．

(3) [ウ] 性を別の検定によって保証しようとするのは [エ（正しい・間違い）]．反対に [オ] 性を否定するための検定を行うことは [オ（正しい・間違い）]．

医療統計学問題 5（**7.2.2** 項と **7.2.3** 項の復習用）

　前ページの計算を各自の計算機やスマホなどに実行させ，それを参考にして，第7章の演習問題（その1）の3のP値を計算させよ（答は約 0.033）．

メモ

....
....
....
....
....
....
....
....
....
....
....
....
....

7.3 カイ二乗検定と Z 検定 (χ^2-test, Z-test)

例題1（独立性のカイ二乗検定）．次はある会社で色の好みと仕事の質の関係を調査したクロス集計表である．色の好みと仕事の質には何らかの関係があると言えるかを有意水準5% で判定せよ．ただし $\chi_4^2(9.5) = 0.95$.

クロス集計表	仕事が丁寧	早い	独創的	合計（行合計）
赤色が好き	30	10	10	50
青色が好き	35	40	25	100
黄色が好き	15	20	15	50
合計（列合計）	80	70	50	総合計　200

解法．まず集計表から次のように期待値表を作成する：集計表の合計欄を全て写し，下の列合計と右の行合計の積を総合計で割ったものを記入する．次にアンケートをとった期間を考え，各欄に当てはまる人が現れた回数 X を記入したと考えれば，期待値表の値は X が従う Poisson 分布の期待値 λ であり，それは分散でもある．$\lambda \geq 10$ のとき正規分布による近似ができるので，$X \sim \mathrm{N}(\lambda, \lambda)$ であり，$Z = \dfrac{X - \lambda}{\sqrt{\lambda}}$ とおけば $Z \sim \mathrm{N}(0, 1)$ である．Z^2 を全ての欄について計算し，総和を K とおく．すると K はカイ二乗分布に従うが，たくさんの合計欄が条件となるので，自由度 DoF はかなり小さい．この DoF は，集計表の合計欄の数字が決まっているとして，いくつの欄の数字を恣意的に動かすことができるかを表す．したがって集計表の合計欄以外の部分から，さらに1行1列減らした欄の数が DoF である．今の場合，DoF = (行数 − 1)・(列数 − 1) = 2・2 = 4 なので $\chi_4^2(9.5) = 0.95$ を使う．

解答．帰無仮説を「色の好みと仕事の質は独立」として期待値表を作成．

期待値表	仕事が丁寧	早い	独創的	合計（行合計）
赤色が好き	20	17.5	12.5	50
青色が好き	40	35	25	100
黄色が好き	20	17.5	12.5	50
合計（列合計）	80	70	50	総合計　200

$$K = \frac{10^2}{20} + \frac{(-7.5)^2}{17.5} + \frac{(-2.5)^2}{12.5} + \frac{(-5)^2}{40} + \frac{5^2}{35} + 0 + \frac{(-5)^2}{20} + \frac{2.5^2}{17.5} + \frac{(2.5)^2}{12.5}$$
$$\approx 12.2 > 9.5 \ (棄却). \ よって独立でなく，何らかの関係があると言える.$$

例題 2（適合度のカイ二乗検定）．日本人の血液型の比率は A 型，O 型，B 型，AB 型の順におよそ 4：3：2：1 である．次の集団は無作為に選ばれた日本人の集団でないと言えるかを有意水準 0.05 で述べよ．ただし $\chi_3^2(7.8) = 0.95$．

　A 型 35 人，　O 型 30 人，　B 型 30 人，　AB 型 5 人　（計 100 人）．

解法．合計欄が一つしかない場合のカイ二乗検定では，モデルをもとにして期待値表を作成する．合計欄は一つしかないので，合計欄を除く欄の数から 1 を引いたものが自由度である．

解答．帰無仮説は「日本人の血液型モデルに適合する」として，期待値表は

　A 型 40 人，　O 型 30 人，　B 型 20 人，　AB 型 10 人　（計 100 人）．

したがって $K = \dfrac{(35 - 40)^2}{40} + 0 + \dfrac{(30 - 20)^2}{20} + \dfrac{(5 - 10)^2}{10} = 8.125 > 7.8$
（棄却）．よって無作為に選ばれた日本人のモデルに適合しないと言える．

例題 3（母比率の差の Z 検定）．同じ人の作とされる古代のコインがある．かなり粗悪に見える方は 150 回投げて 102 回表が出た．優良に見える方を 200 回投げてみると 108 回表が出た．同じ人の作にしてはレベルに差があると言えるかを有意水準 1% で述べよ．ただし N$(0,1)(-2.33) = 0.01$．

解法．$X_1 \sim$ B(n_1, p_1), $X_2 \sim$ B(n_2, p_2) で n_1 と n_2 が大きいとき，帰無仮説を $p_1 = p_2 = p = \dfrac{X_1 + X_2}{n_1 + n_2}$（**プール**された標本比率，分母が大きいので許す）として，$Z = \dfrac{\frac{X_1}{n_1} - \frac{X_2}{n_2}}{\sqrt{\left(\frac{1}{n_1} + \frac{1}{n_2}\right) p(1 - p)}}$ は近似的に N$(0,1)$ に従う（確かめよ）．

解答．$p = \dfrac{102 + 108}{150 + 200} = \dfrac{3}{5}$, $Z = \dfrac{102/150 - 108/200}{\sqrt{(1/150 + 1/200) \cdot 6/25}} = \sqrt{7} > 2.33$
なので帰無仮説 $p_1 = p_2 = 3/5$ は棄却される．有意差があると言える．

ここまでの理解のポイント

□ 独立性のカイ二乗検定を理解する.
□ 適合度のカイ二乗検定を理解する.
□ 母比率の差の Z 検定を理解する.

ここまでの定着のポイント（復習用）

□ 135 ページの演習問題について，似た問題を解くことができる.

医療統計学問題 6（7.3 節の読解用）

(1) Poisson(λ) は $\lambda \geq$ [ア　　　　] のとき N(λ, λ) で近似される. $n \times m$ のクロス集計表の各値 X は総合計 N 個のうちのいくつかなので，独立性の帰無仮説の下，「λ 回起こるはずのことが X 回起こる」という [イ　　　　] 分布に近似的に従う. ここで λ は，各欄の行合計 r と列合計 c から，$\lambda : r = c : N$ という比例関係で定まる. 各欄で $Z^2 = \dfrac{(X - \lambda)^2}{\lambda}$ を求めて総和を K とする. K は [ウ　　　　] 度 $(n-1)(m-1)$ の [エ　　　　　　] 分布に近似的に従う. K が右棄却域にあるとき，帰無仮説を棄却し，対立仮説として，行因子と列因子の間に何らかの [オ　　　] があると言うことができる.

(2) 適合度の検定は，集計表に関して，合計欄の値を，あるモデルに基づいてそれぞれの欄に比例配分し，各欄の値を λ として上と同様のことを行う. データの大きさが n のとき自由度は [カ　　　　] である.

(3) 比率の差の検定では母比率 p を [キ　　　　] された標本比率で点推定するが，これが例外的に認められるのは，データが大きくなるからである.

医療統計学問題 6（7.3 節の復習用）

(a) λ の値が 10 より小さい欄があるときの独立性検定は何か.
(b) 行と列に直接的な関係がない場合，独立性検定の有意な結果は何か.
(c) 二つの標本比率の間の比は，母比率の差の検定において決定的か.

メ モ

理解や発見に日付をつけて記入．後日，理解の深化や新発見のために役立てよう．

....

....

....

....

....

....

....

....

....

....

....

....

....

....

....

....

....

....

....

....

....

....

....

....

....

....

....

....

第 7 章の演習問題（その 2）

次の値を用いて各問題に答えよ.

$$\chi_1^2(3.8) = \chi_2^2(6.0) = \chi_3^2(7.8) = \chi_4^2(9.5) = 0.95,\ \mathrm{N}(0,1)(1.65) = 0.95.$$

1. ある発作を伴う病気に新薬が効くかを次の場合に有意水準 5% で述べよ.

集計	発作出現	出現せず	合計
新薬	17	73	90
偽薬	29	61	90
合計	46	134	180

2. 効果がないとき右表の確率は $\dfrac{9!\ 9!\ 4!\ 14!}{18!\ a!\ (9-a)!\ (4-a)!\ (5+a)!}$ である.
左表について 1 と同じ問題を解け（Fisher の正確確率検定 (exact test)).

集計	出現	出ず	合計
新薬	1	8	9
偽薬	3	6	9
合計	4	14	18

任意	出現	出ず	合計
新薬	a	$(9-a)$	9
偽薬	$(4-a)$	$5+a$	9
合計	4	14	18

3. 使う筆記具と好きな果物に関係があるかを有意水準 5% で述べよ.

集計	リンゴ	桃	パイン	合計
ペン	14	6	20	40
鉛筆	10	24	6	40
合計	24	30	26	80

(2016 年アンケート結果)

4. あるサイコロを 90 回振ったとき, 2 以下が 35 回, 5 以上が 37 回出た. このサイコロは不正なものだと言えるかを有意水準 5% で答えよ.

5. 100 問の計算問題で A さんは 16 問, B さんは 8 問間違えた. A さんは B さんより計算間違いをしやすいと言えるか有意水準 5% で答えよ. また 10 問と 5 問ではどうか？

第7章演習問題 (その2) の解答

1. 独立性の帰無仮説の下，自由度 $(2-1)\cdot(2-1)=1$ のカイ二乗分布に従う $K = \dfrac{36}{23} + \dfrac{36}{67} + \dfrac{36}{23} + \dfrac{36}{67} > 3.8$ （棄却）. 効果があると言える.

集計	発作	なし	合計	期待値	発作	なし	合計
新薬	17	73	90	新薬	23	67	90
偽薬	29	61	90	偽薬	23	67	90
合計	46	134	180	合計	46	134	180

2. $a \leq 1$ の確率は $\dfrac{9!\ 9!\ 4!\ 14!}{18!\ 1!\ 8!\ 3!\ 6!} + \dfrac{9!\ 9!\ 4!\ 14!}{18!\ 0!\ 9!\ 4!\ 5!} = 49/170 > 0.05$ （採択）であり，効果があると言うにはデータが不足している.

3. 独立性の帰無仮説の下，自由度 $(2-1)\cdot(3-1)=2$ のカイ二乗分布に従う $K = \dfrac{4}{12} + \dfrac{81}{15} + \dfrac{49}{13} + \dfrac{4}{12} + \dfrac{81}{15} + \dfrac{49}{13} > 6.0$ （棄却）. よって関係あり.

集計	リ	桃	パ	合計	期待値	リ	桃	パ	合計
ペン	14	6	20	40	ペン	12	15	13	40
鉛筆	10	24	6	40	鉛筆	12	15	13	40
合計	24	30	26	80	合計	24	30	26	80

（とはいえ直接的な関係があるはずはなく，**疑似相関** (spurious relation) が疑われる. 実際 2016 年にはピコ太郎（古坂大魔王）という人の映像作品「PPAP」が世界的に流行し，その影響と思われる. だから海外で同様の結果が出たとしても，疑似相関を疑う. 医療統計ではこれが正解.）

4. 同様に確からしいとするモデルのもとで自由度 $3-1=2$ のカイ二乗分布に従う $K = \dfrac{5^2}{30} + \dfrac{12^2}{30} + \dfrac{7^2}{30} > 6.0$ （棄却）. サイコロは不正だと言える.

5. $X_1 = 16, X_2 = 8$ では $p = \dfrac{X_1 + X_2}{n_1 + n_2} = \dfrac{3}{25}$, $Z = \dfrac{\frac{X_1}{n_1} - \frac{X_2}{n_2}}{\sqrt{\left(\frac{1}{n_1} + \frac{1}{n_2}\right)p(1-p)}}$

$= \dfrac{10}{\sqrt{33}} > 1.65$ （棄却，母比率に差がある）. ところが $X_1 = 10, X_2 = 5$ では $p = \dfrac{3}{40}$, $Z = \dfrac{20}{\sqrt{222}} < 1.65$ （採択，データ不足）.

7.4 分散解析 (ANOVA)

カイ二乗分布は自由度 n が整数でないときも定義され，その密度関数は

$$
\mathrm{D}\chi_n^2(x) = \frac{(1/2)^{n/2}}{\Gamma(n/2)} x^{(n/2)-1} \exp(-x/2) \qquad (n > 0,\ x > 0)
$$

である．$X \sim \chi_n^2$ と $Y \sim \chi_l^2$ が独立であるとき，$\dfrac{X/n}{Y/l}$ が従う確率分布を $\mathrm{F}_{(n,l)}$ と書き，自由度 $(n,\ l)$ の F 分布と呼ぶ．

one way ANOVA (analysis of variance) では，単純に k 個の群に分かれた標本を考える．例えば $k = 3$ のとき[10]，三つの正規分布から大きさ n_a, n_b, n_c の標本 a, b, c をとる．帰無仮説は a, b, c が同じ母平均を持つことであるが，さらに同じ分散を持つことを仮定しているので，本当の帰無仮説は「全てが同じ分布からとられている」である．このような等質性の帰無仮説は，次節のノンパラメトリック検定でも用いられるが，かなり非現実的であり，棄却されたから何が言えるのかが明確でない．

プールされた標本の大きさは $N = n_a + n_b + n_c$，標本平均は $x = (n_a\overline{a} + n_b\overline{b} + n_c\overline{c})/N$，未修正標本分散に N を掛けた SS (sum of squares) は $n_a\overline{(a-x)^2} + n_b\overline{(b-x)^2} + n_c\overline{(c-x)^2}$ である．ここで「三平方の定理」$\overline{(a-x)^2} = (\overline{a}-x)^2 + \overline{(a-\overline{a})^2}$ があるので，群別の標本平均に集約した場合の外的 SS つまり $n_a(\overline{a}-x)^2 + n_b(\overline{b}-x)^2 + n_c(\overline{c}-x)^2$ と，各群ごとの内的な SS の和つまり $n_a(a-\overline{a})^2 + n_b(b-\overline{b})^2 + n_c(c-\overline{c})^2$ に上の SS を分解できる．これらを同じ母分散で割った商は，それぞれ自由度 $k-1$ と自由度 $N-k$ のカイ二乗分布に従うので，F 分布 $\mathrm{F}_{(k-1,N-k)}$ による検定ができる．これが ANOVA である．また ANOVA の区間推定は正の側だけを切り捨てるので，片側検定と同じ計算になることに注意する．

ANOVA から等分散性の仮定を取り除くためには，Welch の t 検定と同様のことをすればよい（Welch の F 検定）．現在の計算機の性能からすると，自由度が整数でない場合の F 検定も容易なので，今日では等分散性にこだわらず，常に Welch 法を使えばよいという理解が広まっている．

---

[10] $k = 2$ の場合の ANOVA (ただし片側 10%) が Student の t 検定 (片側 5%) である．

7.5　ノンパラメトリック検定 (non-parametric test)

　標本を母集団の全体と考え，平均や分散などを推定ではなく要約のために求めることを記述統計と言う．記述統計は資料整理の作法であり，医療では記述疫学として学ぶ．記述統計には尺度水準という概念がある．例えば試験の成績で，偏差値と順位のどちらが重要かは微妙である．しかし，尺度水準の観点からは，得点は量，偏差値も得点に基づく量であるのに対し，順位は順序である．「量から順序を導くことはできるが逆は不可能」と言って，量は順序より優位だと信じるのは無理もないことであり，そう信じる人は，量と順序の尺度水準は異なると主張する[11]．母集団の正規性などを仮定して母数を問題にする**パラメトリック統計学**は量の統計学であり，母集団を任意とする**ノンパラメトリック統計学**は基本的には順序の統計学である[12]．前者が適用できる状況で後者を行うのは間違いであると教えられることが多いが，それは上のような非科学的信念の押し付けにすぎない．

Mann-Whitney の U 検定
（マン　ホイットニー）

　ノンパラメトリック検定の例として，ウサギとカメのどちらが速いかを数匹による1度の競争で決める U 検定がある．仮に4匹ずつエントリーしたとして計8匹の順位を順列と考えたときの総数は 8! 通りである．ウサギとカメの外見は違うが，足の速さでは同一の種だとすると，それら 8! 通りの事象は等しい確率で起こる[13]．実際はウサギの方が速いので，ウサギを1，カメを0で表して，1位から順に 11110000 となる場合（4!・4! 通り）の方が，00001111 となる場合（やはり 4!・4! 通り）より起こりやすく，そのように偏った結果になると予想される．これらを両極端として $8!/(4! \cdot 4!)(= \binom{8}{4}) = 70$ 通りの並べ方（組み合わせで表される）を順に書いて

---

11) 順序にさえ意味がない最低の水準を名目尺度と言う．また一口に量の尺度と言っても，量の差に意味がある間隔尺度，量の比にも意味がある比例尺度といった水準の違いがある．例えばセ氏温度は間隔尺度であるが比例尺度ではない．

12) 例えば Spearman の順位相関係数は，高校で学んだ相関係数を，X，Y のデータについてではなく，X による順位と，Y による順位について計算したものである．
（スピアマン）

13) 同分布は強烈な仮説であり，確かに順位に関する根元事象は全て等確率になる．

みると，11110000, 11101000, 11100100, . . . , 00010111, 00001111 となる．こ
こでは2進数と思って大きい順に並べた．このように序列化したとき，競争
の結果が前の方にあればウサギが速いのだろうし，後ろの方にあればカメが
速いのだろう．実は単に2進数だと思うのではなく，次の統計量Uを使って
序列化するのが望ましい．

U の定義. ウサギとカメが同数でないときも考え，多くない方を0で表す．
結果において各0がいくつの1を負かせたかを数え，その合計をUとおく．

上の場合カメを0として結果が11100100とすると$U = 1 + 1 + 0 + 0 = 2$で
ある．次の11100010では$U = 1 + 1 + 1 + 0 = 3$だが，後で11011000のと
き再び$U = 2 + 0 + 0 + 0 = 2$であり，Uによる序列化は単に2進数と思っ
て並べたものとは異なる[14]．計算すると

$$U = 0 \Rightarrow 11110000, \quad U = 1 \Rightarrow 11101000, \quad U = 2 \Rightarrow 11100100, 11011000$$

である．競争の結果が11100100のとき，明らかにウサギが速いことがわか
るとはいえ$U = 2$であり，$U \leq 2$となる確率は$4/70 > 0.05$だから有意水準
5%で帰無仮説は採択され，この競争でウサギとカメの速さに有意差を認め
ることはできない．2進数で並べると11110000, 11101000 または11100100
となる確率は$3/70 = 0.043 < 0.05$なので異なる判断になる．このような通
常と異なる判断を行うときは数学的な正しさや適用限界を吟味する必要が
あるが，今の場合は全くダメである．U検定は「順位についてのt検定」で
あるが，動物の種類を増して同様に考えた「順位についてのANOVA」であ
るH検定(Kruskal-Wallis検定)もある．無批判に用いられることが多いが，
大抵の場合，帰無仮説が強すぎる．

---

[14] というよりUが優れている．まず対称性がよい．上とは反対にウサギを0として結果
を00011011と書けば$U = 4 + 4 + 4 + 2 = 14$，Uは最大で$4 + 4 + 4 + 4 = 16$であ
るから$U > 8$のときは$16 - U$をあらためてUとして$U = 2$．あるいは順位も入れ
換えて下位から順に書けば11011000で，$U = 2 + 0 + 0 + 0 = 2$．2進数の0と1を
入れ換えて逆順にしたものは一般に元の数と一致しないことに注意する．次に漸近的
な振る舞いもよい．ウサギとカメがi匹とj匹で$i + j > 20$のときはUは正規分布
$N(\sqrt{ij/2}, \; ij(i + j + 1)/12)$に近似的に従うので，$Z$検定ができる．

7.6　正規性検定 (normality test)

　正規性を仮定して t 検定などを行うとき，念のため正規性について検定することはよくある．また正規性が明らかでないときに U 検定などのノンパラメトリック統計を推奨する人がいるが，Welch 法に比べて強い帰無仮説を使うので，結論が非論理的になる傾向が強い．またそうした人のせいで正規性検定の需要は異常に大きい．現代的な観点から言えば，正規性が大きく崩れている場合でも，データの補正をするなどして，なるべく Welch 法，つまり有効自由度の活用を検討すべきである．

　正規性検定の帰無仮説は，母集団の正規性であり，有意な結果は，母集団が正規でないことである．ただしその場合でも，正規分布への自然な変換がないということまでは言えない．正規分布と違うことを確かめるには，特別な検定をするまでもなく，値の範囲が $\mathbb{R}$ でないこと（有界性）や，密度関数の山が左右対称でないこと（歪度の違い），山のとがり具合がおかしいこと（尖度の違い）などを見つければよい．それらが正規分布の特徴と一致するように変換しても正規分布と似ていない場合にのみ，正規性検定を行えばよい．似ているかどうかの確認には，次の正規 QQ 散布図というものを利用する．まず，大きさ n の標本を小さい順に並べた k 番目の値を x_k とする．次に，独立に $N(0,1)$ に従う n 個の変数を大小の順に並べたときの k 番目の値を変数とみなし，その期待値を理論的に求めて y_k とする．そして座標平面に n 個の点 (x_k, y_k) をとったものが正規 QQ 散布図である．散布図から相関係数を求めることは高校で学んだ（次章でも扱う）．相関係数が 1 に非常に近ければ，標本の母集団は正規分布と考えてよいことになる．

　正規性検定として代表的なものは，Kolmogorov-Smirnov 検定（KS 検定）と，その Lillefors 補正である．KS 検定の検定統計量は，帰無仮説の母集団と標本分布との単純な差の絶対値の標本平均（$\times\sqrt{n}$）である．比較的小さい（2000 以下の）標本については，より検出力が高い Shapiro-Wilk 検定が推奨される．これは上の正規 QQ 散布図の相関係数がどのぐらい 1 に近くなければならないかを決めることと大差がなく，また標本の大きさが 50 以下では検出力が低すぎて，母集団を正規としてよいことの根拠にならない．

ここまでの理解のポイント

□ 軽い板の表面にたくさんの重い玉を接着したものがあり，滑らかな机の上に置かれている．玉は3色あり，各色ごとの重心を G_a, G_b, G_c とする．全体の重心 G を中心に，この板を単位角速度で回転するときに必要なエネルギーは，次の (1) と (2) の和である：(1) G_a, G_b, G_c を中心にそれぞれの色の球だけを回転するときのエネルギーの和．(2) G_a, G_b, G_c にそれぞれの色の玉を集めたときに，それらを点 G を中心に回転するときのエネルギー．ANOVA の計算ではこの (1) が内的な SS の和，(2) が外的 SS に対応するというイメージを持つことができる．

□ ANOVA や U 検定の帰無仮説は複数群が同じ母集団に従うことであり，Welch 法の帰無仮説は複数群の母平均が一致することだと理解する．

□ U 検定の仕組みを理解する．

ここまでの定着のポイント（復習用）

□ 第7章の演習問題について，似た問題を解くことができる．

医療統計学問題 7（7.4 節と 7.5 節の読解用）

論理的思考力を問う．one way ANOVA の対立仮説は，複数の群の母集団が正規 [ア（かつ・または・ならば）] 等分散 [イ（かつ・または・ならば）] 母平均は有意に不均等ということである．3群以上の母平均が有意に不均等であることは，どれか2群に有意差があることを含意 [ウ（する・しない）]．また U 検定の対立仮説は，二つの群の母集団が有意に異なるということである．これは母平均に有意差があることを含意 [エ（する・しない）]．

医療統計学問題 7（7.4 節と 7.5 節の復習用）

(a) 2群 ANOVA の片側5%の棄却は Student の t 検定の片側何%の棄却か．

(b) カメの順位の和からウサギの順位の和を引いたものを U で表せ．

メ モ

理解や発見に日付をつけて記入．後日，理解の深化や新発見のために役立てよう．

....
....
....
....
....
....
....
....
....
....
....
....
....
....
....
....
....
....
....
....
....
....
....
....
....
....
....
....

第 **8** 章

現代統計学

8.1 線形回帰 (linear regression)

8.1.1 Bayes 学習

$\mathrm{P}(B|A) = \dfrac{\mathrm{P}(A \cap B)}{\mathrm{P}(A)}$ を事象 A の下での事象 B の条件付き確率と言う.

$\mathrm{P}_A(B)$ と書くこともある. 同様に $\mathrm{P}(A|B) = \dfrac{\mathrm{P}(A \cap B)}{\mathrm{P}(B)}$ であり,これらから $\mathrm{P}(A \cap B)$ を消去すると次の「Bayes の定理」という公式が得られる.

$$\mathrm{P}(A|B) = \frac{\mathrm{P}(B|A)\mathrm{P}(A)}{\mathrm{P}(B)} \left(= \frac{\mathrm{P}(B|A)\mathrm{P}(A) + \quad 0}{\mathrm{P}(B|A)\mathrm{P}(A) + \mathrm{P}(B|A^{\mathrm{c}})\mathrm{P}(A^{\mathrm{c}})} \right).$$

古い統計学では母集団を実体とみなし,それをデータと関連付けることを理論上のサンプリングとした[1]. しかし Bayes 主義では,データが得られることは一つの事象に過ぎず,母集団は恣意的なものである. A の確率 $\mathrm{P}(A)$ はデータ B の学習によって $\mathrm{P}(A|B)$ に更新される. ここで A は測定する母数の任意の区間であり,母数は事前分布と呼ばれる恣意的な分布に従う確率変数である. 基本的には,データの大きさが学習量であり,異なる事前分布から始めた二つの学習過程が互いに似てくる場合に客観性が高くなる.

---

[1] 理論上のサンプリングと無作為サンプリングの結びつきは,数学が現象と結びつく状況の一つに過ぎない. このときの確率は頻度を表すが,現象は決して数学を規定しない. 確率を頻度に限る古い統計学の立場からは,数学の「Bayes の定理」が理解できない. 新しい統計学は良い数学になってきているし,良い数学は応用範囲が広い.

8.1.2　Bayes 線形回帰

基底関数 $b_1(\boldsymbol{x}), \ldots, b_k(\boldsymbol{x})$ を決めて，関数 $y = w_1 b_1(\boldsymbol{x}) + \cdots + w_k b_k(\boldsymbol{x})$ のグラフが点 $(\boldsymbol{x}_1, y_1), \ldots, (\boldsymbol{x}_n, y_n)$ の近くを通るように $w_1, \ldots, w_k$ を定めることを線形回帰と言う[2]．古い生物学では，進化のない期間に種の特徴が安定するという自明な現象を，平均への回帰と言った．統計学では反対に，おそらく生物学用語の誤用により，非自明な関数が隠れていることを回帰と言う．線形回帰には上のような関数が隠れている．一般に関数 $y = f(\boldsymbol{x})$ が隠れているとき，$\boldsymbol{x}$ を説明変数，y を目的変数と呼び，y が $\boldsymbol{x}$ に帰着するという意味で，y の $\boldsymbol{x}$ への回帰と言う．このようにして「回帰」という言葉に正しい意味をつけることにより，生物学用語の誤用は忘れ去られた．

学習の前に，独立に $w_1, \ldots, w_k \sim \mathrm{N}(0, V)$ であると思い込むことにして，

$$h(\boldsymbol{w}) = h_1(w_1) \cdots h_k(w_k) = \frac{1}{\left(\sqrt{2\pi V}\right)^k} \exp\left(-\frac{w_1^2 + \cdots + w_k^2}{2V}\right)$$

について，Bayes の定理の $\mathrm{P}(A)$ に相当する確率を

$$H(\boldsymbol{w} + \Delta\boldsymbol{w}) - H(\boldsymbol{w}) \approx h(\boldsymbol{w})\Delta w_1 \cdots \Delta w_k$$

とする．$(\boldsymbol{x}_1, y_1)$ から y 方向の誤差 $e_1 = y_1 - (w_1 b_1(\boldsymbol{x}_1) + \cdots + w_k b_k(\boldsymbol{x}_1))$ について学ぶとして，e_1 が正規分布 $\mathrm{N}(0, W)$ に従うとき，確率 $\mathrm{P}(B|A)$ は

$$\frac{1}{\sqrt{2\pi W}} \exp\left(-\frac{\{y_1 - (w_1 b_1(\boldsymbol{x}_1) + \cdots + w_k b_k(\boldsymbol{x}_1))\}^2}{2W}\right) \Delta e_1$$

である．Bayes の定理の右辺は，$\boldsymbol{w}$ の関数として，上の二つの確率の積を定数で割った商だから，事後分布の確率密度は，次の指数関数の定数倍になる．

$$\exp\left(-\frac{w_1^2 + \cdots + w_k^2}{2V} - \frac{\{y_1 - (w_1 b_1(\boldsymbol{x}_1) + \cdots + w_k b_k(\boldsymbol{x}_1))\}^2}{2W}\right).$$

---

[2] 第3章で述べたように，関数はベクトルである．線形計算とは，ベクトルのスカラー倍と和のことであり，上の関数は基底ベクトルから線形計算によって得られる．

つまり確率密度の自然対数は,

$$-\frac{w_1^2 + \cdots + w_k^2}{2V} - \frac{\{y_1 - (w_1 b_1(\boldsymbol{x}_1) + \cdots + w_k b_k(\boldsymbol{x}_1))\}^2}{2W} + (\text{定数})$$

の形の 2 次関数であり, 定数は確率密度の積分が 1 になることから決まる. 続けて $(\boldsymbol{x}_2, y_2), \ldots, (\boldsymbol{x}_n, y_n)$ から学ぶと, 事後の密度の自然対数は,

$$-\frac{w_1^2 + \cdots + w_k^2}{2V} - \sum_{i=1}^{n} \frac{\{y_i - (w_i b_i(\boldsymbol{x}_i) + \cdots + w_k b_k(\boldsymbol{x}_i))\}^2}{2W} + (\text{定数})$$

となって学習順によらない. 以上で Bayes 学習は終了だが, 推定値がないと落ち着かないので, この 2 次関数の最大値を与える $\boldsymbol{w}$ の値を求める MAP(maximum a posteriori, 事後最大) 推定を行うことが多い.

8.1.3 最小二乗法

最小二乗法 (least squares method, LSM) では, 前節の問題に対して, y 方向の二乗誤差と呼ばれる量

$$e_1{}^2 + \cdots + e_n{}^2 = \sum_{i=1}^{n} \{y_i - (w_1 b_1(\boldsymbol{x}_i) + \cdots + w_k b_k(\boldsymbol{x}_i))\}^2$$

を最小化する. これは前項の MAP 推定で V を相対的に大きくした極限である. 最小二乗法は伝統的な推定法であるが, こうした現代的な解釈によってしか正当化されないように思われる. また最小二乗法が不自然な解を出すときは, 過学習（学習のしすぎ, あるいは信念のない学習）を疑うとよい. 過学習の場合は, 最初の思い込みを信じて, V をある程度小さくする. 実は, 工学では伝統的に, $w_1, \ldots, w_k$ の値が極端に散らばるのを防ぐために, $w_1^2 + \cdots + w_k^2$ の何倍か（今は W/V 倍）の修正項を, 二乗誤差に加える技法がある. その技法が Bayes 学習によって説明されたわけである.

例題. y の x への回帰直線, x の y への回帰直線, 相関係数 r を求めよ.

$$(x, y) = (3,\ 5),\quad (7,\ -7),\quad (-1,\ 11),\quad (15,\ -13),\quad (11,\ -1)$$

解法. 線形回帰には最小二乗法を用いるが, 直線の場合は結果を覚えておく. x と y の共分散 (covariance) は $\mathrm{cov}(x, y) = \overline{xy} - \overline{x} \cdot \overline{y} (= \mathrm{cov}(y, x))$ であり, x の分散は $\mathrm{cov}(x, x) = \overline{x^2} - (\overline{x})^2$ である. y の x への回帰直線は

$$y = \frac{\mathrm{cov}(x, y)}{\mathrm{cov}(x, x)}(x - \overline{x}) + \overline{y}, \quad x の y への回帰直線は x = \frac{\mathrm{cov}(x, y)}{\mathrm{cov}(y, y)}(y - \overline{y}) + \overline{x}$$

である. これらは回帰係数の積が 1 のとき, つまりデータが正または負の傾きの同一直線上にあるとき, 一致する. その場合の相関 (correlation) 係数

$$r = \frac{\mathrm{cov}(x, y)}{\sqrt{\mathrm{cov}(x, x)\mathrm{cov}(y, y)}}$$ は ± 1 となる. 他の場合 $-1 < r < 1$ である.

解答. $\mathrm{cov}(x, x) = 81 - 7^2 = 32$, $\mathrm{cov}(y, y) = 73 - (-1)^2 = 72$, $\mathrm{cov}(x, y) = \dfrac{-251}{5} - (-7) = \dfrac{-216}{5}$ であるから, y の x への回帰直線 $y = \dfrac{-27}{20}(x-7) - 1$, x の y への回帰直線 $x = \dfrac{-3}{5}(y + 1) + 7$, 相関係数 $r = \dfrac{-216/5}{\sqrt{32 \cdot 72}} = \dfrac{-9}{10}$.

問題 8.1

　Arrhenius 方程式によると, 化学反応の活性化エネルギー E を気体定数 R で割った量 E/R は, 速度係数 k の逆数の対数 $-\ln(k)$ を, 温度 T の逆数 $1/T$ の 1 次式としたときの, 傾きとして推定される. 例えばプラスチック素材などの寿命 L (年) の対数 $\ln(L)$ が環境温度 T の逆数 $1/T$ の 1 次式である範囲では, 傾きは劣化反応の実験で求められる. 温度を $T = 200, 250, 400, 500, 800$ (ケルビン) として $-\ln(k) = 9.4, 8.2, 7.4, 6.6, 5.4$ を得たとき, 傾き E/R は何ケルビンであるか推定せよ.

解答. $y = -\ln(k)$ の $x = \dfrac{1}{T}$ への回帰直線の傾き $\dfrac{E}{R} = \dfrac{\mathrm{cov}(x, y)}{\mathrm{cov}(x, x)}$ をデータ $(1000x, y) = (5, 9.4), (4, 8.2), (2.5, 7.4), (2, 6.6), (1.25, 5.4)$ から求める問題. $z = 1000x$ への回帰直線の傾きを 1000 倍する. $\mathrm{cov}(z, z) = 10.6 - 2.95^2 = 1.9$, $\mathrm{cov}(z, y) = \overline{(z - 2.95)(y - 7.4)} = \dfrac{4.1 + 0.84 + 0 + 0.76 + 3.4}{5} = 1.82$, 傾きを 1000 倍した値 E/R は $1820/1.9 = 960$ (ケルビン).

(注) $\mathrm{cov}(x, y) = \overline{(x - \overline{x})(y - \overline{y})} \ (= \overline{xy - x \cdot \overline{y} - \overline{x} \cdot y + \overline{x} \cdot \overline{y}} = \overline{xy} - \overline{x} \cdot \overline{y})$.

ここまでの理解のポイント

□ 高校の条件付き確率の計算に関して，付録の例題 19, 20 の解答を解説することができる.

□ Bayes（ベイズ）主義では母数が確率変数であることを理解する.

□ 線形回帰について，説明することができる.

□ Bayes（ベイズ）学習としての線形回帰が，何を事前分布とするかについて，説明することができる.

□ 最小二乗法を Bayes（ベイズ）学習の極限として説明することができる.

□ 共分散と相関係数について，説明することができる.

□ 最小二乗法の結果である，y の x への回帰直線の公式を覚える.

ここまでの定着のポイント（復習用）

□ 与えられたデータから，回帰直線と相関係数を求めることができる.

□ 対応のあるデータを拡大縮小したり平行移動したりしても，相関係数は変わらないことについて，説明することができる.

医療統計学問題 8（8.1 節の読解用）

y の x への線形回帰では，x を [ア　　　　　　] 変数, y を [イ　　　　　　] 変数と呼ぶ. 線形回帰を最小二乗法で解くと，しばしば [ウ　　　　　　] が起こり，係数が極端に散らばる不自然な解が得られる. これを防ぐには Bayes（ベイズ）線形回帰に戻り，最初の思い込みである [エ　　　　　] 分布の効果が残るように調整すればよい. ただし直線や超平面による回帰では調整をしない.

医療統計学問題 8（8.1 節の復習用）

x は身長 (m) の 2 乗, y は体重 (kg) として，次のデータから y の x への回帰直線と相関係数を求めよ. これは捏造データであり，計算は簡単になる.

$(x, y) = (2.34, 53)$, $(2.79, 75)$, $(1.89, 42)$, $(3.69, 86)$, $(3.24, 64)$.

メ モ

理解や発見に日付をつけて記入．後日，理解の深化や新発見のために役立てよう．

....

....

....

....

....

....

....

....

....

....

....

....

....

....

....

....

....

....

....

....

....

....

....

....

....

....

....

8.2　Bayes 推定 (Bayesian estimation)

8.2.1　共役事前分布

　線形回帰では，固定した分散 W の正規分布に従う y 方向の誤差 e_1 を学習した．学習において Δe_1 は定数に吸収されるので，学習後の密度は，学習前の密度に，$\boldsymbol{w}$ の関数として，分散 W の正規分布の密度と適当な定数を掛けたものである．この正規分布の密度は $\boldsymbol{x}_1$ の関数であり，それを母数 $\boldsymbol{w}$ の関数と見たものは尤度である．つまり Bayes 学習は尤度から学ぶと言える．また線形回帰では，学習前の分布を正規分布とすれば，学習後の分布も正規分布である．このように母数の分布の型が，学習尤度と適当な定数を掛けて変化しないとき，その分布の型を共役事前分布 (conjugate prior) と呼ぶ．

8.2.2　二項分布や Poisson 分布からの学習

　ベータ分布は $\alpha, \beta > 0$ を母数とする分布

$$\mathrm{Beta}(\alpha, \beta)(x) = \frac{1}{\mathrm{B}(\alpha, \beta)} \int_0^x t^{\alpha-1}(1-t)^{\beta-1}\mathrm{d}t \qquad (0 \le x \le 1)$$

である．密度は $x^{\alpha-1}(1-x)^{\beta-1}$ の定数倍だから，2 つの密度の積の定数倍が再びベータ分布の密度となる．ベータ分布に現れるベータ関数は，確率密度の積分を 1 にするためのものであり，これは後付けで良いので無視することにすれば，密度の計算は定数倍を無視して容易に実行できる．

　さて二項分布 $\mathrm{B}(n, x)$ の確率 $\dbinom{n}{k} x^k(1-x)^{n-k}$ を x の関数とみた尤度は，ベータ分布の密度の定数倍であるから，二項分布から母比率の分布を学習するとき，ベータ分布が共役事前分布である．計算はおそろしく易しい．

　同様の理由により，次のガンマ分布は Poisson 分布からの学習に使われる．

$$\mathrm{Gamma}(\alpha, \beta)(x) = \frac{1}{\Gamma(\alpha)} \int_0^x (\beta t)^{\alpha-1} \exp(-\beta t)\mathrm{d}(\beta t) \qquad (x \ge 0).$$

これの密度は $x^{\alpha-1} \exp(-\beta x)$ の定数倍だから，Poisson 分布 $\mathrm{Poisson}(x)$ の確率 $\dfrac{x^k}{k!} \exp(-x)$ を x の関数と思えば，ガンマ分布の密度の定数倍である．

8.2.3　早期中止における Bayes 推定

効果がない偽薬 (あるいは効果が低い旧薬) O と，効果が高いはずの新薬 N の優劣を n 回比較する実験を行い，N が k 回勝ったとして，N が優れている母比率 p の従うベータ分布を求める．学習前の分布において $(\alpha, \beta) = (1, 1)$ つまり一様分布とすれば，学習後の分布においては $(\alpha, \beta) = (k+1, n-k+1)$ となる．このとき $\mathrm{Beta}(k+1, n-k+1)\left(\dfrac{1}{2}\right)$ は学習後の母比率の分布において，母比率が $p \leq 1/2$ となる確率，つまり N が優れていない確率であり，それがあらかじめ決めておいた基準を下回れば実験を中止すべきとする．計算には α, β が整数のとき成り立つ次の公式を使う．

$$Y \sim \mathrm{B}(\alpha + \beta - 1, p) \quad \Rightarrow \quad \mathrm{Beta}(\alpha, \beta)(p) = \mathrm{P}(Y \geq \alpha).$$

今の場合は $Y \sim \mathrm{B}\left(n+1, \dfrac{1}{2}\right)$ として $\mathrm{P}(Y \geq k+1)$ を計算すればよいので，

中止条件 $\left\{ \dbinom{n+1}{k+1} + \dbinom{n+1}{k+2} + \cdots + \dbinom{n+1}{n+1} \right\} \cdot \dfrac{1}{2^{n+1}} < (\text{基準})$

が得られる．中止条件を満たす最小の n と k を求め，$\mathrm{Beta}(n+1, k+1)(p)$ を Bayes 推定の結果とする．推定値としては，事後分布の最頻値である MAP 推定値 $p = \dfrac{k}{n}$ が最尤推定値と一致するが，事後分布の期待値である EAP(expected a posteriori, 事後期待) 推定値 $p = \dfrac{k+1}{n+2}$ とは一般に異なることに注意する．もちろん Bayes 推定はそれらの値の推定ではなく，確率分布の推定である．P 値の計算や区間推定を多段階に分けることは多重検定の問題を生じるが，ベイズ推定は区間ではなく確率分布そのものを推定するので，多重検定の問題を生じることなく，多段階の推定が可能である[3]．

---

[3] 実際の早期中止は Bayes 主義的でない方法が主流だが，古典統計学では多重検定の問題が生じる．早期中止は倫理的観点から行われるべきであるが，この多重検定の問題を逆手にとり，たまたま製薬会社に都合の良い結果が出たところで早期中止を行うという不正が横行した．この反省から外部委員会の中間評価に委ねるという仕組みができた．現状について，詳しくは折笠秀樹「臨床試験における中間評価の必要性」『計量生物学』21-Sp(2000), S1–S25 などを見よ．

問題 8.2

問 1. 上の O, N のうち勝った方が順に次のようであったとする．早期中止の基準を 5% として何回目で中止すべきであったか答えよ．

N, N, O, N, O, N, N, O, N, N, N, N, N, O, N, N, N, N, O, N, O.

問 2. Poisson 分布からの学習では，期待値 α/β，分散 $\alpha/(\beta^2)$ のガンマ分布

$$\mathrm{Gamma}(\alpha, \beta)(x) = \frac{1}{\Gamma(\alpha)} \int_0^x t^{\alpha-1} \beta^\alpha \mathrm{e}^{-\beta t} \mathrm{d}t$$

が平均発生数（医療では「平均罹患数」と訳し，本家の待ち行列理論では「平均到着率」と呼ぶ）の共役事前分布である．

一定期間，例えば 1 年に x 件の発生があると，事前分布 $\mathrm{Gamma}(\alpha, \beta)$ は事後分布 $\mathrm{Gamma}(\alpha + x, \beta + 1)$ に更新される．形式的に $\mathrm{Gamma}(0,0)$ から始めて，n 年で順に $x_1, \ldots, x_n$ 件発生したとすれば，事後分布は

$$\mathrm{Gamma}(k, n) \quad (k = x_1 + \cdots + x_n)$$

である．数学公式では $X \sim \mathrm{Gamma}(k, n)$ が $\mathrm{P}(X \geq C) <$ (基準) を満たすのは $Y \sim \mathrm{Poisson}\,(nC)$ が

$$\mathrm{P}(Y < k) = \left(\frac{(nC)^0}{0!} + \cdots + \frac{(nC)^{k-1}}{(k-1)!} \right) \exp(-nC) < \text{(基準)}$$

を満たすことと同値である．

以上のことを利用して次の問いに答えよ．過去 7 年間に 5 件発生した事故があったとして，その事故が平均して 1 年に 2 回以上発生するようなことを想定すべきかについて，上の基準を 1% として判断せよ．

解答. 問 1. $(n, k) = (1, 1)$ で $\binom{2}{2}/2^2 = \frac{1}{4}$,

$(2, 2)$ で $\binom{3}{3}/2^3 = \frac{1}{8}$,

$(3, 2)$ で $\{\binom{4}{3} + \binom{4}{4}\}/2^4 = \frac{5}{16}$,

$(4, 3)$ で $\{\binom{5}{4} + \binom{5}{5}\}/2^5 = \frac{3}{16}$,

$(5, 3)$ で $\{\binom{6}{4} + \binom{6}{5} + \binom{6}{6}\}/2^6 = \frac{11}{32}$,

$(6, 4)$ で $\{\binom{7}{5} + \binom{7}{6} + \binom{7}{7}\}/2^7 = \frac{29}{128}$,

$(7, 5)$ で $\{\binom{8}{6} + \binom{8}{7} + \binom{8}{8}\}/2^8 = \frac{37}{256}$,

$(8, 5)$ で同様にして $\frac{65}{256}$,

$(9, 6)$ で $\frac{11}{64}$,

$(10, 7)$ で $\frac{29}{256}$,

$(11, 8)$ で $\frac{299}{4096}$ (> 0.05),

$(12, 9)$ で $\frac{189}{4096}$ (< 0.05).

したがって 12 回目で中止すべきだった.
中止時点の勝率の EAP 推定値は 0.71,
MAP 推定値は 0.75. これらの間に N
の勝率が入る確率は右図の程度.

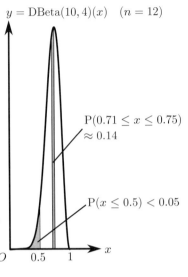

$y = \mathrm{DBeta}(10, 4)(x) \quad (n = 12)$

$\mathrm{P}(0.71 \leq x \leq 0.75)$
≈ 0.14

$\mathrm{P}(x \leq 0.5) < 0.05$

問 2. $n = 7, k = 5, C = 2$ とする. $\log_{10} \mathrm{e} = 0.43\ldots$ から
$\exp(14) > 1000000$ なので

$$\left(1 + 14 + \frac{14^2}{2!} + \frac{14^3}{3!} + \frac{14^4}{4!}\right)\exp(-14) < 0.01.$$ 想定すべきではない.

ここまでの理解のポイント

- □　学習の尤度について，説明することができる．
- □　共役事前分布について，説明することができる．
- □　二項分布からの母比率の Bayes 推定ができる．
- □　Poisson 分布からの平均発生数の Bayes 推定ができる．

ここまでの定着のポイント（復習用）

- □　問題 8.2 について，似た問題を解くことができる．

医療統計学問題 9（8.2 節の読解用）

　二項分布の確率を母比率の関数とみた [ア　　　　　　] は，[イ　　　　　　]
分布の密度の定数倍である．[イ] 分布を事前分布として，二項分布の事象「n
回中 k 回起こる」を学習すると，事後分布は再び [イ] 分布となる．このよう
に学習によって変わらない分布の型を [ウ　　　　　] と呼ぶ．Bayes 主義で
は，母比率の各種の [エ　　　　　　] 値だけでなく，確率分布そのものを [エ]
するので，「母比率が 1/2 以下の確率」といった値も得られる．母比率はそ
れ自体が確率であり，その確率が 1/2 以下となる確率を求めたことになる．
古典統計学の枠組みのみで中間評価を行うことには [オ　　　　　　] の問題が
あるので，たまたま早期中止の判断を行う確率が [カ（低い・低くない）]．
中間評価は，都合よく早期中止が行われることを防ぐために，外部委員会が
行う．Bayes 推定は，事前分布の恣意性・非客観性について批判されるが，
[オ] の問題がないという点で，中間評価に適して [キ（いる・いない）]．

医療統計学問題 9（8.2 節の復習用）

(a) Bayes 主義に標本比率の概念が存在しないのはなぜか．
(b) 古典統計学で母比率の従う確率分布を推定しないのはなぜか．
(c) 医療で Bayes 主義が採用されない場合の合理的な理由は何か．

メ モ

理解や発見に日付をつけて記入．後日，理解の深化や新発見のために役立てよう．

....
....
....
....
....
....
....
....
....
....
....
....
....
....
....
....
....
....
....
....
....
....
....
....
....
....
....

8.3 一般化線形モデル (generalized linear model, GLM)

8.3.1 MCMC法

x_n には $k_1, \ldots, k_m$ の m 通りの可能性があり，確率分布を行ベクトル

$$g_n = [\mathrm{P}(x_n = k_1) \quad \cdots \quad \mathrm{P}(x_n = k_m)]$$

で表す ($n = 0, 1, \ldots$). 条件付き確率 $p_{ij} = \mathrm{P}(x_{n+1} = k_j \mid x_n = k_i)$ の行列 $P = [p_{ij}]$ を遷移 (transition) 行列と呼ぶ. P が n のみに依存するとき，$\{x_n\}$ を Markov 連鎖と呼ぶ. 以下では P は n にもよらないとする ($g_n = g_0 P^n$). $p_{ij} \geq 0$ と $\sum_{j=1}^n p_{ij} = 1$ から，$g = gP$ となる分布 g が存在する. 特に $p_{ij} > 0$ ならば g は一意であり，P による唯一の定常（n によらない）連鎖 x を表す. このとき P による任意の Markov 連鎖は x に収束する. これらは Perron-Frobenius の定理として知られる.

例1. あるホテルでは，増築後にできた裏門に，表門と異なる観光案内図がある. 道順のためか，裏門の自転車が表門に帰ってくる割合は $1/2$ であり，表門の自転車が表門に帰ってくる割合 $3/4$ とは異なる. 自転車は通常全て使われるとして，n 日目に表門に x_n 台，裏門に y_n 台あるとすると，

$$\left[\frac{x_n}{x_n + y_n} \quad \frac{y_n}{x_n + y_n}\right] = \left[\frac{x_{n-1}}{x_{n-1} + y_{n-1}} \quad \frac{y_{n-1}}{x_{n-1} + y_{n-1}}\right] \begin{bmatrix} 3/4 & 1/4 \\ 1/2 & 1/2 \end{bmatrix}$$

という Markov 連鎖ができる. 確率分布 $[p \quad 1-p]$ に落ち着くとすると

$$[p \quad 1-p] = [p \quad 1-p] \begin{bmatrix} 3/4 & 1/4 \\ 1/2 & 1/2 \end{bmatrix} = \left[\frac{1}{4}p + \frac{1}{2} \quad \frac{-1}{4}p + \frac{1}{2}\right].$$

したがって $p = 2/3$ であり，表門と裏門の台数は $2 : 1$ に落ち着く.

(注) $\begin{bmatrix} 3/4 & 1/4 \\ 1/2 & 1/2 \end{bmatrix}^n = \frac{1}{3} \begin{bmatrix} 2 + 4^{-n} & 1 - 4^{-n} \\ 2 - 2 \cdot 4^{-n} & 1 + 2 \cdot 4^{-n} \end{bmatrix} \xrightarrow{n \to \infty} \begin{bmatrix} 2/3 & 1/3 \\ 2/3 & 1/3 \end{bmatrix}.$

例2（Gibbs法）. $X, Y \in \{1, \dots, m\}$ を確率変数として，例えば

$$P(X = k, Y = l) = \frac{1}{m} \binom{m}{k} \left(\frac{l}{m}\right)^k \left(1 - \frac{l}{m}\right)^{m-k}$$

とする. このとき l を固定すれば $X \sim B(m, l/m)$ であり，k を固定すれば $Y/m \sim \text{Beta}(k+1, m-k+1)$ である. まず $l = Y_0$ を決めて，$X_0 \sim B(m, Y_0/m)$ とする. 以下 Y_n は $k = X_{n-1}$ と固定したときの Y の分布に従い，X_n は $l = Y_{n-1}$ と固定したときの X の分布に従うとする $(n = 1, 2, \dots)$. このとき $\{(X_n, Y_n)\}$ は Markov 連鎖であり，(X, Y) に収束する.

　二項分布やベータ分布などの簡単な分布に従うデータは，計算機で簡単に生成できる. 例2の方法で Y_0 から順に X_n, Y_n のデータを生成すれば，(X, Y) の従う分布から得られる周辺分布などの，より複雑な分布に従うデータを生成することが可能になる. このようにして多様なデータを生成する方法を一般に MCMC (Markov chain Monte Carlo) 法と呼ぶ.

8.3.2　ロジスティック回帰

　線形回帰の一般化として，y をリンク関数というもので変換したり，誤差が従う分布を非正規にしたりするのが，一般化線形モデルである. 例えば実験動物 m 匹に，程度が x_i で表される何かをして，y_i 匹が死んだ $(i = 1, \dots, n)$ という場合，リンク関数を $\text{logit}(y/m)$ として，曲線 $y = m\,\text{logistic}(w_1 + w_2 x)$ が点 $(x_1, y_1), \dots, (x_n, y_n)$ の「近く」を通るようにする.
　Bayes 学習は，各 y_i が二項分布 $B(m, \text{logistic}(w_1 + w_2 x_i))$ に従うとして，$(\text{定数}) \times \{\text{logistic}(w_1 + w_2 x_i)\}^{y_i}\{1 - \text{logistic}(w_1 + w_2 x_i)\}^{m-y_i}$ から行うのが自然であり，そのような一般化線形モデルをロジスティック回帰と呼ぶ. 尤度の積が酷い形になるので，共役事前分布を考えるのではなく，妥当な事前分布から，MCMC 法によって $\boldsymbol{w}$ の事後分布を求める.
　線形回帰に最小二乗法があるように，一般化線形モデルにも最小化すべき誤差があり，最適化問題としての側面がある. しかし一般化線形モデルを超えるためには，単純に誤差を最小化するという考えを捨て，Bayes の定理を前面に出す必要がある. 今や問題は，どの程度Bayes 主義かである.

ここまでの理解のポイント

- □ Markov 連鎖に関して，Perron-Frobenius の定理を説明できる.
- □ MCMC 法について，説明することができる.
- □ 一般化線形モデルについて，説明することができる.
- □ ロジスティック回帰について，説明することができる.

ここまでの定着のポイント（復習用・次回準備用）

- □ 159 ページの演習問題について，似た問題を解くことができる.

医療統計学問題 10（8.3 節の読解用）

(1) [ア　　　　　] は計算機に複雑な確率分布に従うデータを発生させる方法である. その基礎となる Markov 連鎖は，基本的には，確率分布を表すベクトルを [イ　　　　] 行列によって変換する，線形変換の連鎖である. [イ] 行列のエントリー（すなわち縦横に並べた数）が全て正の定数である場合，この連鎖は唯一の [ウ　　　　　　] に収束する.

(2) 一般化線形モデル (generalized linear model, GLM) は，線形回帰の y 座標を [エ　　　　　] 関数で変換し，さらに誤差が従う分布を [オ　　　　] 分布に限らないとして一般化した [エ（線形・非線形）] 回帰である. 紛らわしいが，一般化されていないただの線形回帰を「一般線形モデル (general linear model, LM)」と呼ぶ. 一般化線形モデルにも最小二乗法のように誤差を最小化する古典的解法があるが，現在では MCMC 法が普及し，少なくとも部分的には [カ　　　　　] 主義に基づく解析を行うのが普通である.

医療統計学問題 10（8.3 節の復習用）

　ロジスティック曲線 $y = m\, \mathrm{logistic}(w_1 + w_2 x)$ $(w_2 \neq 0)$ において，w_1 は x 軸方向の平行移動によって 0 にすることができる. 残りの m, w_2 の値と曲線の概形の関係について，簡潔な文章によって説明せよ.

メ モ

理解や発見に日付をつけて記入. 後日, 理解の深化や新発見のために役立てよう.

....
....
....
....
....
....
....
....
....
....
....
....
....
....
....
....
....
....
....
....
....
....
....
....
....
....
....
....

第8章の演習問題

1. 次のデータから y の x への回帰直線と相関係数 r を求めよ.

$$(x, y) = (0.6,\ 2.0),\ (0.8,\ 1.0),\ (1.0,\ 1.5),\ (1.2,\ 0.5),\ (1.4,\ 0.0)$$

2. 次の条件で「青の比率は $\dfrac{k+1}{n+2}$」と表示して停止する機械がある.

$$条件:\quad \left\{ \binom{n+1}{k+1} + \binom{n+1}{k+2} + \cdots + \binom{n+1}{n+1} \right\} \cdot \frac{1}{2^{n+1}} < 0.05.$$

ただし n は青または赤のボタンを押した回数, k はそのうち青を押した回数である. 青・青・赤・青のパターンで繰り返しボタンを押すとどうなるか?

3. 環状道路に3地点 A, B, C がある. A 地点を出発し, 確率 1/2 でこの順, 確率 1/3 で逆順に次の地点に移動する. 残りの確率 1/6 では移動しない. これを何度も繰り返すとき, どの地点にいるかの確率分布の極限を求めよ.

4. $\mathrm{logit}(p(x)) = -2 + 3x$ から定まる関数 $p(x) = \mathrm{logistic}(-2 + 3x)$ を $p(x) = \dfrac{1}{1 + \exp(-f(x))}$ と書くとき, $f(x)$ を求めよ.

第8章演習問題の解答

1. $\overline{x} = 1.0$, $\overline{x^2} = 1.08$, $\overline{y} = 1.0$, $\overline{y^2} = 1.5$, $\overline{xy} = 0.82$, $\mathrm{cov}(x, x) = 0.08$, $\mathrm{cov}(y, y) = 0.5$, $\mathrm{cov}(x, y) = -0.18$ であるから，y の x への回帰直線は $y = -2.25(x - 1.0) + 1.0 \approx -2.3x + 3.3$, 相関係数は $r = \dfrac{-0.18}{\sqrt{0.04}} = -0.9$.

2. $n = 1$ 回目は $k = 1$ だから，$\binom{2}{2}/2^2 = 1/4$,

$n = 2$ 回目は $k = 2$ だから，$\binom{3}{3}/2^3 = 1/8$,

$n = 3$ 回目は $k = 2$ だから，$\{\binom{4}{3} + \binom{4}{4}\}/2^4 = 5/16$,

$n = 4$ 回目は $k = 3$ だから，$\{\binom{5}{4} + \binom{5}{5}\}/2^5 = 6/32$,

$n = 5$ 回目は $k = 4$ だから，$\{\binom{6}{5} + \binom{6}{6}\}/2^6 = 7/64$,

$n = 6$ 回目は $k = 5$ だから，$\{\binom{7}{6} + \binom{7}{7}\}/2^7 = 8/128$,

$n = 7$ 回目は $k = 5$ だから，$\{\binom{8}{6} + \binom{8}{7} + \binom{8}{8}\}/2^8 = 41/256$,

$n = 8$ 回目は $k = 6$ だから，$\{\binom{9}{7} + \binom{9}{8} + \binom{9}{9}\}/2^9 = 46/512$,

$n = 9$ 回目は $k = 7$ だから，$\{\binom{10}{8} + \binom{10}{9} + \binom{10}{10}\}/2^{10} = 56/1024 > 0.05$,

$n = 10$ 回目は $k = 8$ だから，$\{\binom{11}{9} + \binom{11}{10} + \binom{11}{11}\}/2^{11} = 67/2048 < 0.05$ となって停止．表示される比率は $(8 + 1)/(10 + 2) = 3/4 (= 0.75)$ である．

3. n 回目に A，B，C 地点にいる確率をそれぞれ a_n, b_n, c_n とすると，初期分布は $[\, a_0 \ \ b_0 \ \ c_0 \,] = [\, 1 \ \ 0 \ \ 0 \,]$ であり，確率遷移は

$$\begin{bmatrix} a_{n+1} & b_{n+1} & c_{n+1} \end{bmatrix} = \begin{bmatrix} a_n & b_n & c_n \end{bmatrix} \begin{bmatrix} 1/6 & 1/3 & 1/2 \\ 1/2 & 1/6 & 1/3 \\ 1/3 & 1/2 & 1/6 \end{bmatrix}$$

である．確率分布 $[\, a \ \ b \ \ c \,]$ に落ち着くとすると，$a + b + c = 1$ かつ

$$\begin{bmatrix} a & b & c \end{bmatrix} = \begin{bmatrix} a & b & c \end{bmatrix} \begin{bmatrix} 1/6 & 1/3 & 1/2 \\ 1/2 & 1/6 & 1/3 \\ 1/3 & 1/2 & 1/6 \end{bmatrix}$$

である．その解は $a = b = c = \dfrac{1}{3}$ であり，極限は一様分布である．

4. 第4章演習問題の8の解答を参照．

第 **9** 章

医療統計学

9.1　研究デザイン (study design)

9.1.1　数理統計学と医療統計学

　様々な分野に応用される統計学の根幹となる数学を，数理統計学と呼ぶ．他方，医療統計学 (biostatistics) は数理統計の医療への応用だけでなく，研究デザインから所見 (finding) までの手順を含む．こうした手順の基礎は，今では小・中学校で学ぶ（付録参照）．一般常識的水準の研究倫理は「子供でも」わかることなので，子供の頃に学ぶことになった．数理的により高度なことをするには手順も複雑になる．しかし手順だけを学んでも数学は理解できない．研究倫理は，数学を理解して科学的に正しく判断する能力を要求するレベルになる．「子供でも」わかる問題を除き，科学的判断力の不足は，深刻な事故や不正につながる最大のリスクである．また手順を含む社会的手続きの改革は，技術革新よりも必ず遅れることに注意する．研究者は統計学を含む他分野・他業種の技術革新の動向に敏感でなければならない．

　本章の内容は限定的である．発展として『数学いらずの医科統計学 (Intuitive biostatistics, a nonmathematical guide to statistical thinking) 第 2 版』（Motulsky 著，津崎訳，メディカルサイエンスインターナショナル，2011）を推薦する．確かに数式は少ないが，数学不要 (without mathematics) の統計学は存在しない．これは数学を学んだ後の，高い水準の，医学からの再検討 (nonmathematical guide) である．ただし医療統計学は解析的には古典統計学の枠内にあり，数理的な広がりを期待すべきではない．

9.1.2　デザインの決定

　生命や被験者の人権 (プライバシーを含む) に関わるので，医学研究は自由ではない．研究の背景や検証したい仮説を明確にするだけでなく，実験や観察の手順を事前に決め，倫理委員会などで承認される必要がある．正式には厚生労働省の「人を対象とする医学系研究に関する倫理指針」をダウンロードして熟読するなどの必要があるが，ここでは，統計解析との関連において，指針などを理解するための前提となる基本事項について述べる．

研究方法

　医学に限らず，研究には，基礎・応用（臨床）・開発の別，実験・観察の別といった分類がある．どれに該当するかを明確にしたうえで，医学の実験研究の場合には，基本的に**介入研究**であるから，倫理的問題に特に配慮する．ここで介入とは，研究目的で通常の診療を超えた行為を行うことであるが，通常の診療であっても以下で述べるように，複数の群に分け，別々の診療を行って比較することは介入である．分類を明確にしたら，次は根拠の水準 (evidence level) を明確にするために，次の2点で区別を設ける．

1.　**対照群 (control group) の有無**．複数の群に分けて比較する研究方法を対照研究と呼ぶ．対照研究には**要因対照的 (factor-control)** なものと**症例対照的 (case-control)** なものがある．ここで要因とは原因であり，症例とは結果である．実験や観察の対象に，原因を持つ集団と持たない対照群の区別があれば，要因対照的である．また結果を持つ集団と持たない対照群の区別があれば，症例対照的である．対照群を設けない観察には**症例研究・症例集積 (series)**，実験には**前後比較 (before-after,** 症例集積の水準) があり，根拠の水準は低いが，重要な研究が多い．

　　要因対照的な観察．要因への**曝露 (exposed)** の有無で分ける．この際，後で述べる**交絡 (confounding)** の問題を検討する．群ごとに有病 (prevalence) 率と罹患 (incidence) 率を観察することを**コホート (cohort,** 歩兵隊) 研究と呼ぶ．ここで有病率はある時点での患者の割合，罹患率は各期間に発生する患者の割合である．**未来の罹患**の時系列が問題なの

で，**前向き** (prospective) の**縦断的** (longitudinal) 研究である．反対に 1 回限りの**横断的** (cross-sectional) 研究からは，要因の有無と有病・無病の単純なクロス集計表が得られる．

症例対照的な観察．患者群と別途選択した対照群を比較するのが**患者対照研究**である．具体的には，病気の要因と疑われるものへの過去の曝露について，データ収集や聞き取りを行う**後ろ向き** (retrospective) 研究である[1]．対照群の選択における選択バイアスを考慮するなど，実施方法を詳しく検討する．聞き取りでは質問バイアスや思い出しバイアスなどの情報バイアスが加わるので根拠の水準は低くなる．

要因対照的な実験．介入研究は実験なので要因対照的である．治療の有無で分ける (並行) 群間比較 ((parallel) group comparison) が普通だが，第 7 章で紹介したように 2 群を交換して再度実験するクロスオーバーもある．いずれにせよ次のように**ランダム化の水準を検討**する．

2. **ランダム化 (randomization) の有無**．無作為サンプリングを実現するためには工夫が必要である．無作為化の障害を**バイアス** (bias, 偏り) と呼ぶ[2]．個々のバイアスを取り除く方法は確立されており，ランダム化と呼ばれる．関係者の心理的バイアスを取り除くため，真薬投与群と偽薬（プラセボ）投与群などに分ける作業を計算機に任せるのが**ランダム化比較試験 (RCT)**，実験終了まで誰に偽薬を投与したかを患者だけでなく医者にも知らせないのが**二重盲検** (double-blind) である[3]．倫理的問題については，根拠の水準が高くなることを勘案する．

---

[1] 過去の曝露の有無で分ける「**後ろ向きコホート研究**」とは矢印の向き（要因対照か症例対照か）で区別する．反対に後ろ向き前向きは時点の区別であって，矢印の向きの区別ではない．要するに「後ろ向き」は過去の要因，「前向き」は未来の症例を意味する．

[2] 一定の傾向を持つ誤差が系統誤差，その傾向（の原因）がバイアスである．例えば上の「思い出しバイアス」では，病気の要因への曝露の経験を思い出すことは，病気になった人には容易であり，病気にならなかった人には困難だという傾向が問題になる．何もしなければ，それが系統誤差として数字に現れるのは当然である．

[3] RCT については基本的には CONSORT2010 声明を参照されたい．盲検化の水準はなるべく高い方がよいが，基準を RCT の定義に含めてしまうのは狭すぎる．しかし **RCT はメタ解析に次ぐ高水準の研究**でなければならない．そこで明らかに根拠の水準を高める余地のある研究は「準 RCT」と呼ぶことにして，RCT と区別するのがよい．

解析手法

　一般的な手法を使うときは参考文献（教科書[4]）を決める．一般的でない手法を使うときは文献（総説など）と理由を明確にする．新たな手法を使うときは説明するだけでなく，手法の限界を評価する．このように述べると，一般的であることが望ましいと思われがちだが，そうではなく，数学的に最も正しい解析手法を選択しなければならない．また正しいと思われてきた解析手法が更新され，瞬く間に普及することが増えているので，世界の新しい研究に目を通し，解析手法を学び直す習慣が求められる．

標本の大きさ

　標本を大きくすると信頼区間が短くなり，推定の精度がよくなる．減少関数には逆関数があるので，欲しい精度に応じて必要な標本の大きさが定まる（ただし整数値だから一般には少し大きくとる）．研究計画においては標本の大きさを決めておく必要がある[5]．評価する項目とその値の信頼区間の長さを決め，必要な標本の大きさを計算する．計算した大きさは研究の全体にわたって必要なので，脱落などの可能性を考慮して実際の大きさを決める．研究計画にはどのようにして標本の大きさを決めたかを書く．

9.1.3　所見

　報告される研究結果を所見と呼ぶ．当該研究から得た情報は全て結果であり，所見に含めることができる．反対に計画は結果に左右されないように立てる．有意な結果が得られなくても，明らかな傾向があれば指摘し，重要な値は記述統計量だけでも明記する．**所見は必ず定量化を伴い，なるべく信頼区間によって提示する**．仮説検定やP値のような**非定量的な結果**のみに基づく所見は，万一受理されたとしても，不透明で疑わしい印象を与える．また有意な結果を意図的に隠した所見は，印象操作などの不正が疑われる．

---

[4] ただし教科書が独自の説明をしていない場合，その教科書は参考文献にしない．

[5] 精度を1桁上げるには，標本の大きさを $10^2 = 100$ 倍する．このように標本の大きさは大雑把なものであるが，結果を利用する立場からは計算が明確なほうがよい．実際は実施可能性の観点から，過小となることが多い．その場合は後で述べる検出力が不足するので，有意差が出なくても明らかな傾向があれば指摘すべきだということになる．

医療統計学問題 1

付録や文科省指導要領解説を参考にして，PPDAC サイクルと批判的考察について，中学校までに学ぶ時代になったことを，身近な人に説明せよ．

医療統計学問題 2（読解用）

空欄を埋めよ．同じ記号の欄には同じ語が入る．（以下略．解答も略．）

(1) 通常の診療であっても，[ア　　　　　] を目的として，複数の群に分けて異なる診療を行う場合には，[イ　　　　] であるとみなされる．特に診療を行わない，または効果のない診療を行う群を [ウ　　　　] 群と言う．[ウ] 群を設けない実験として [エ　　　　] などがあるが，これは実験研究と呼べるほど [オ　　　　] の水準の高い研究ではなく，[ウ] 群を設けない観察研究である [カ　　　　] と同水準である．

(2) リスク要因への [キ　　　　] の有無によって分ける要因対照的な観察研究には，長期にわたる縦断的な [ク　　　　] 研究と一回で終える [ケ　　　　] 研究がある．前者は過去の [キ] の有無によって分ける場合は [コ　　　　　　] 研究と呼ばれる．またある疾病について有病か無病かによって分ける症例対照的な観察研究は [サ　　　　] 研究と呼ばれ，過去の [キ] の有無を調べることから単に [シ　　　　] 向き研究とも呼ばれる．

(3) 実験研究は基本的に [イ] 研究であり，倫理問題は [オ] の高さを勘案する．[オ] を高めるために治療群と [ウ] 群への割り振りを計算機に任せる研究は [ス　　　　　　] である．このとき群への割り振りを医師にも伝えない [セ　　　　] などにより，[オ] の水準を最も高くする．

医療統計学問題 2（復習用）

次の各問いに答えよ．（以下略．解答も略．）

(a) 観察研究のうち，最も根拠の水準が高いとされる研究デザインを答えよ．

(b) 標本の大きさを 100 倍にすると信頼区間の幅は何分の 1 になるか？

(c) P 値は定量的な値ではないと言われる．では P 値は何であるか？

医療統計学における P 値の扱い

　P 値は帰無仮説を前提として計算された確率であり，報告すべき定量値ではない．また医療統計学では，帰無仮説は治療などを行わない場合のモデルであり，否定すべきものではない（6.2.2 項の脚注参照）．問題は同じ仮説の下で複数の測定値を得ることにある．この場合，P 値は各測定値がどの程度異常かの指標にすぎない．異常な測定値に必然性がある場合，例えば治療の効果である場合，小さい P 値は（モデルについての疑義としてでなく）その効果の有意性として解釈される．ただし複数の P 値が得られるとき，小さいP 値が偶然得られる可能性は低くない．指標としての P 値は，厳密に言えば仮説検定とは無関係であり，片側にする理由もない．

区間推定による定量

　DoF $\in [29, \infty]$ のとき $t_{\mathrm{DoF}}(-2.0) = 0.025$ なので，$n \geq 30$ の場合の母平均の 95% 信頼区間の両端は $\overline{X} \pm 2.0\mathrm{SEM}^{6)}$ である．また $\mathrm{N}(0,1) = t_\infty$ なので母比率の推定も $\dfrac{X - np}{\sqrt{np(1-p)}} = \pm 2.0$ を p について解けばよい．ここで平方根の中の p を X/n で置き換える Wald 法（ワルド）は，精度が悪いが普及している．

例題 1．人間の細胞 1 個当たり 1000 個ほど存在することが知られている受容体がある．自分の細胞で 9 回数えてみたところ，平均が 1021 個，SEM が 54 であった．$t_8(-2.31) = 0.025$ として，母平均の 95% 信頼区間を求めよ．

解答．小標本では 2.0 が使えない．$1021 \pm 2.31 \cdot 54$．信頼区間 $[896, 1146]$．

例題 2．100 人中 50 人が有病のとき，有病率の 95% Wald（ワルド）信頼区間を求めよ．

解答．$\dfrac{50 - 100p}{\sqrt{100 \cdot \dfrac{50}{100} \cdot \dfrac{50}{100}}} = \pm 2.0.$ $\therefore p = 0.50 \pm 0.10.$ 信頼区間 $[0.40, 0.60]$．

---

6) この式の SEM を（of mean はわかっているので）SE と書くことが多い．ただし最近は SE を専ら回帰直線の傾きの誤差の意味で使い，SEM の意味では使わなくなってきた．

医療統計学問題 3（読解用）

次の空欄を埋めよ．選択肢は選択せよ．（解答略.）

(1) 仮説検定においては，否定したい帰無仮説を設定し，ある検定統計量の [ア　　　　　] 値について，その統計量が [ア] 値を含む極端な値をとる確率である [イ　　　　] を求める．[イ] が [ウ　　　　　] 水準（通常 5%）より小さいときに，帰無仮説を [エ　　　　　] して，かわりに [オ　　　　　] が有意に（つまり 95% 確実に）成り立つことを結論とする．

(2) 医療統計学における帰無仮説は，否定したいものではなく，治療が行われない場合のモデルである．このとき治療の効果は，治療した場合に [ア] 値が [カ（正常・異常）] になることとして現れる．そして [イ] が低いことは，[ア] 値が [キ（正常・異常）] であることを意味する．したがって低い [イ] は，治療の効果が有意であることの指標となる．この場合は [イ] を片側でとらない「[ク　　　　] 側検定」を考えることができるが，それはもはや仮説の検定ではない．また [イ] は所見において報告すべき [ケ　　　　　] ではない．

医療統計学問題 3（復習用）

次の各問いに答えよ．（解答略.）

(a) 医学論文には，1 つの帰無仮説の下で，複数の P 値が記載されることが多い．この状況を仮説検定として解釈したときに生じる問題は何か答えよ．

(b) 母平均の 95% 信頼区間を $\overline{X} \pm 2.0\mathrm{SEM}$ としてよいのは，標本の大きさ n がおよそいくら以上のときか答えよ．

(c) 母比率の区間推定で Wald （ワルド） 法を使うことが原理的に正しくない理由を答えよ．（実用的観点からも，未修正の Wald （ワルド） 法は推奨されない場合が多い.）

医療統計学問題 4,5,6,7,8,9,10

以上の理解に基づき，第 7, 8 章を再学修するための目安として設定した．

9.2 標本の大きさ (sample size)

9.2.1 信頼区間と標本の大きさ

標本を大きくすれば，推定の精度は上がり，信頼区間の幅が減少する．反対に欲しい信頼区間の幅から必要な標本の大きさを求めることができる．

例題 1. 小学校入学時の身長の標準偏差は男女とも 5 cm 程度である．平均身長の 95% 信頼区間を ±1 cm の範囲とする標本の大きさを求めよ．

解答. $2.0\mathrm{SEM} = 10/\sqrt{n}$ が 1 程度だから $n = 100$．男女 100 人ずつ．

例題 2. 視聴率が 10% 程度のテレビ番組について，視聴率の 95% 信頼区間を ±1% の範囲とする標本の大きさを求めよ．

解答. $\dfrac{0.01n}{\sqrt{n \cdot 0.1 \cdot 0.9}} = 2.0$ より $n = 3600$．4000 世帯．

9.2.2 検出力

仮説検定では，真の帰無仮説を誤って棄却する第 1 種過誤 (α 過誤) の確率 $\alpha = 0.05$ を有意水準，偽の帰無仮説を誤って採択する第 2 種過誤 (β 過誤) の余事象の確率 $(1 - \beta)$ を検出力 (power) と呼ぶ．通常 $1 - \beta = 0.8$ とする．

母平均の右片側 t 検定では，$\alpha = 0.05$ を片側で設定するが，$\beta = 0.2$ は必ず両側で設定する．なぜなら，検出力を考慮しない仮説検定では，棄却ならば正の有意差があると言えるだけだが，検出力を考慮するときは，採択ならば有意差がないと言いたいからである．帰無仮説を $m = c$ とすると，「偽の帰無仮説」は $m = c \pm \Delta X$ である．ここで ΔX は経験的に「有意」な差である．帰無仮説が採択される条件は $|\overline{X} - c| < a\mathrm{SEM}$ ($t_{n-1}(-a) = \alpha$)，「偽の帰無仮説」が棄却される条件は $|\overline{X} - c \mp \Delta X| > b\mathrm{SEM}$ ($t_{n-1}(-b) = \beta/2$)，前者が後者の連立不等式を含意する条件は $\Delta X > (a+b)\mathrm{SEM}$ である．標本の大きさはこの最後の条件を満たすように決めればよい．なお $\mathrm{DoF} \in [14, \infty]$ のとき $t_{\mathrm{DoF}}(-1.3) = 0.1$ なので普通は $b = 1.3$ としてよい．

今は区間推定を考えていることにも注意しよう．区間推定は両側 α の仮説検定と同じことになるので，適切な区間推定のために必要な標本の大きさは $t_{n-1}(-a') = \alpha/2$, $t_{n-1}(-b) = \beta/2$ として，$\Delta X > (a' + b)\mathrm{SEM}$ から求める．**標語的には「区間推定に基づく推論と検出力解析は両側」でよい**．

例題 1. ある母集団の拡張期血圧 (mmHg) は標準偏差 15 程度の正規分布をする．母平均の推定は 5 違えば有意とする．母平均の 95% 区間推定を検出力が 0.8 となるように行うとき，必要な標本の大きさと区間の幅を求めよ．

解答. $\Delta X = 5 > (2.0 + 1.3) \cdot 15/\sqrt{n}$ なので $n = 100$ 人必要．95% 信頼区間の両端は $\overline{X} \pm \cdot 2.0 \cdot 15/10 = \overline{X} \pm 3$ であり，その幅は 6 である．
(注) 5 違わないと意味がないなら，± 3 より細かくしても仕方ないだろう．

$\alpha = 0.05$, $\beta = 0.2$ は標準的であるが，$\Delta X = 5$ は経験に基づくものであり，人によって異なる．ΔX の決定には効果量 (effect size) の利用が推奨される．解析に応じて然るべき効果量があり，推定する母数に応じて然るべき値がある．メタ解析では，複数の研究の効果量を調整して結果を統合し，さらに水準の高い根拠を得る．EBM（根拠に基づく医療）では，医師と患者が一緒に，なるべく水準の高い根拠から比較検討し，実施可能で最も効果的な治療を選択する．そのため，EBM のデータベースは，絶えず更新する必要がある．メタ解析による報告を高く評価することや，研究結果を統合可能な形で報告させることは，EBM の持続・発展のために必要である．

例題 2. 小学校入学時の身長の標準偏差は男女とも $\sigma = 5$ cm 程度である．Cohen の d と呼ばれる効果量 $d = \Delta X/\sigma$ が 0.5 程度であるとき，母平均の推定は ΔX 違えば有意とする．検出力が 0.8 であるように必要な標本の大きさを決め，母平均の 95% 信頼区間の幅を求めよ．

解答. $\Delta X = 5 \times 0.5 = 2.5$, $\mathrm{SEM} = 5/\sqrt{n}$ を $\Delta X > (2.0 + 1.3)\mathrm{SEM}$ に代入して，$\sqrt{n} > 6.6$．よって必要な標本の大きさは $n = 40$ である．このとき 95% 信頼区間の幅は $2 \cdot 2.0 \cdot \mathrm{SEM} = 20/\sqrt{40} = \sqrt{10} \approx 3.2$．

医療統計学問題 11（読解用）

(1)（復習）正規母集団から得た大きさ n が 30 以上の標本について，母平均の 95% 信頼区間は標本平均を中心とする半径 [ア　　　　] の区間である．[ア] に含まれる数値 2.0 は，$t_{n-1}(2.0) \approx 0.975$ と $t_{n-1}(-2.0) \approx 0.025$ の差が 0.95 であることによる．

(2)（復習）母比率の Z 推定に Wald（ワルド）法を用いると，95% 信頼区間の中心は [イ　　　　] であり，半径は $2.0\sqrt{\dfrac{1}{n}p(1-p)}$ の p を [イ] で置き換えたものとなる．

(3)（復習）$\text{SEM} = \dfrac{\text{SD}}{\sqrt{n}}$ なので，母平均の推定において，[ア]$= r$ とするための標本の大きさ n は [ウ　　　　] を精度 r で割った商の 2 乗となる．

(4) 欲しい精度は恣意的に決めるのではなく，[エ　　　　] が通常 0.8 以上になるように決める．例えば母平均の推定では，必要な標本の大きさが 15 より小さくなるような問題は稀なので，$t_{n-1}(1.3) = 0.9$ と $t_{n-1}(1.3) = 0.1$ の差が 0.8 と考えればよく，したがってもし母平均の大きさが R だけ異なれば有意とすれば，$(2.0 + 1.3)\text{SEM} < R$　（つまり $3.3\text{SD}/\sqrt{n} < R$）とする．

(5) (4) の前提となる有意な差の基準 R は，単に経験的に決めるのではなく適切な [オ　　　　] 量を基準とする．このことにより，複数の研究を統一する [カ　　　　] 解析に適した結果を報告することができる．

医療統計学問題 11（復習用）

(a) 検出力解析を両側で行う理由について，論理的に述べよ．

(b) EBM で実施可能性を検討することの意味を解説せよ．

(c) 9.2.2 項の例題 2 について解説せよ．

9.3 ROC解析 (ROC analysis)

9.3.1 スクリーニング

　疾病のスクリーニング (screening) は，有病 (diseased) の可能性が高い者を陽性 (positive) として選別するとともに，可能性が低い者を陰性 (negative) として除外する検査であり，集団検診や初診の場合などに検査キットなどを用いて行われる．陽性とされた者を有標 (marked)，陰性とされた者を無標とする．なお，スクリーニングでは有病・無病の区別は不可能である．

	有標 (陽性)	無標 (陰性)		有標 (陽性)	無標 (陰性)
有病	$a = 121$	$b = 6$	有病	$a = 285$	$b = 15$
無病	$c = 34$	$d = 3374$	無病	$c = 97$	$d = 9603$

有病有標者 a 人，有病無標者 b 人，無病有標者 c 人，無病無標者 d 人のとき，$\dfrac{a}{a+b}$ は検査の敏感度 (sensitivity, 感度)，$\dfrac{d}{c+d}$ は検査の特異度 (specificity, 特定性) の推定値である．上の左の表は，なぜか結局全員が精密検査を受けたときのものである．検査キットには敏感度95%，特異度99%と書かれていたが，少し外れている．上の右の表は，仮に有病率 (prevalence rate) を3%として，仮に10000人の対象者を，有病者300人と無病者9700人に分け，有病者300人のうち，敏感度95%の検査で285人が正しく陽性とされ，無病者9700人のうち，特異度99%の検査で9603人が正しく陰性とされることを表す．現実のスクリーニング検査では，有標・無標の人数と比率だけが分かり，せいぜい有病率を調整することしかできない．有標者が全員精密検査を受ければ a の人数が出るが，つじつまが合うとは限らない．

　真陽性率 $\dfrac{a}{a+b}$ は敏感度と同じであり，有病者が正しく陽性として選別される割合である．より多くの有病者を選別する検査は敏感な検査だということである．真陰性率 $\dfrac{d}{c+d}$ は特異度と同じであり，無病者が正しく除外される割合である．無病者が除外されることによって有病者の範囲が特定さ

れるということである. 反対に間違える割合が, 偽陰性率 $\dfrac{b}{a+b}$ と偽陽性率 $\dfrac{c}{c+d}$ である. 「偽陽性率と特異度の和は1」を標語的に覚える.

陽性適中率 $\dfrac{a}{a+c}$ は有標集団の有病率, 陰性適中率 $\dfrac{d}{b+d}$ は無標集団の無病率, 相対危険度 $\dfrac{a}{a+c}\Big/\dfrac{b}{b+d}$ は有標集団の有病率を無標集団の有病率で割った商, 寄与危険度 $\dfrac{a}{a+c}-\dfrac{b}{b+d}$ は商ではなく差を考えたもの, オッズ比 $\dfrac{a}{c}\Big/\dfrac{b}{d}=\dfrac{ad}{bc}$ は有病率の商ではなく有病オッズの商を考えたものである. 患者対照研究では有病集団と無病集団のオッズ比を考えるが, $\dfrac{a}{b}\Big/\dfrac{c}{d}=\dfrac{ad}{bc}$ となるので, オッズ比の場合, 比較する集団を気にする必要はない.

9.3.2 カットオフ値の設定

検査の測定値は, 自然に陽性と陰性の区別を表すものではない. 検査キットの設計者が, 陽性と陰性の境目となるカットオフ値を設定するのである. 敏感度と特異度はどちらも検査が正しいことの指標だから, どちらも高くしたい. しかし陽性が多く出るようにカットオフ値を設定すると, 敏感度が高くなる分, 特異度は低く, 偽陽性率は高くなる. このジレンマを表現するのが, 次の ROC (receiver operating characteristic) 曲線である.

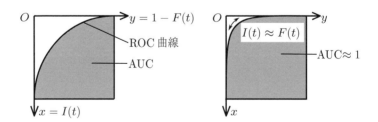

数学的座標は x と y がよいと思うが, ROC 解析では伝統的に上の図の向きで左下 $(x,y)=(1,0)$ を原点として, 偽陽性率を横軸 (右に行くほど高い), 敏感度を縦軸 (上に行くほど高い) とする. ROC 曲線の AUC は検査の有

用性の尺度となる．AUC が 1 に近いとき，グラフは上図右のように左上隅 $(x, y) = (0, 0)$ の近くを通り，ここでは敏感度も特異度も比較的大きくなる．

詳しくは有病集団 I と無病集団 F の混合が母集団 $H = rI + (1-r)F$ であり，適当なカットオフ値 t によってそれらを分離しようとしている（下図）．

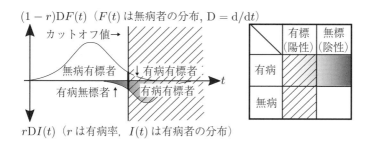

t 以上を有標として，$X \sim I, Y \sim F$ とすると $P(X \geq t) = 1 - I(t)$ が敏感度，$P(Y \leq t) = I(t)$ が特異度である．そして動点 $(x, y) = (I(t), 1 - F(t))$ の動径が通過する部分の面積を 1 から引いたものが ROC 曲線の AUC である．有病率は r であり，I, F は r に依存せず，H のみ r に依存する．つまり **ROC 曲線は有病率を反映しない**．カットオフ値は特異度と敏感度が等しいところ $y = x$ の近くで調整するが，以下のことに注意する．

- 陽性が患者の大きな負担となるとき（化学療法や血管造影が必要なとき，精神的負担が大きいときなど）は t を上げ，**特異度を高くする**．
- 命に関わる場合や早期に治療すべき場合は t を下げ，**敏感度を高くする**．

陽性適中率や陰性適中率は有病率 r に依存する．r を高くして有病者ばかりにすると陽性適中率は 100% になり，r を低くして無病者ばかりにすると陰性適中率は 100% になる．

- 有病率が高い場合，陽性適中率は高く陰性適中率は低い．
- 有病率が低い場合，陽性適中率は低く陰性適中率は高い．

カットオフ値を調整したところで，有病率が極端に低い場合に陽性適中率が低くなることは避けられない．非常に稀な病気の検査は，重篤かつ早期治療の効果が明らかな場合に限定し，**陽性適中率**をはっきり伝えてから行う．

医療統計学問題 12（読解用）

(1) スクリーニング検査の陽性を有標とする．有病者における有標者の割合である [ア　　　　] は [イ（大きい・小さい）] 方がよいが，無病者における有標者の割合である [ウ　　　　] は [エ（大きい・小さい）] 方がよい．1 から [ウ] を引くと，無病者における無標者の割合である [オ　　　　] になる．ROC 解析は [ア] と [オ] を同時に高くしたいジレンマに関わる．

(2) ROC 曲線で右に行くと大きくなるのが [カ（敏感度・特異度・偽陽性率）]，反対に左に行くと大きくなるのが [キ（敏感度・特異度・偽陽性率）]，上に行くと大きくなるのが [ク（敏感度・特異度・偽陽性率）] である．検査キットの作成者（軍事技術では "receiver" に相当する）が，どの測定値を有標の基準とするかという [ケ　　　　] 値を操作 (operating) すると，敏感度や特異度が変化して，検査の特性 (characteristic) を表す ROC 曲線ができる．曲線は [コ（左・右）] 上がりであり，途中で「左上隅」に近づくところ，つまり敏感度と [サ（特異度・偽陽性率）] が概ね等しいところでカットオフ値を設定すると，[ア] と [オ] がなるべく大きくなる．ただし曲線に沿ってしか操作できないので，一方を大きくすれば他方が小さくなるという，トレードオフの関係になっている．ROC 曲線の AUC が [シ　　　　] に近い値をとることは，曲線がこの「左上隅」の近くを通ることを意味する．

(3) 現実的には患者の負担が問題になるときは [ス（敏感度・特異度）] を大きく設定し，早期発見が重要であるとか命に関わる問題であるとかの場合には [セ（敏感度・特異度）] を大きく設定する．

(4) ROC 解析は有病率を考慮していないが，実際の検査では有標者の中の有病者の割合である [ソ　　　　] 率が問題になる．この割合は有病率が低い場合にはどうやっても高くはならない（付録の例題 20）．

医療統計学問題 12（復習用）

(a) 相対危険度・寄与危険度・オッズ比の違いを説明せよ．
(b) オッズ比と ROC 曲線の関係について考察せよ．

9.4 観察研究 (observational study)

9.4.1 生存解析

癌患者の生存 (survival) についての研究などで，診断された n 人のうち，診断から5年後に k 人が生きていたとすると，5年生存率[7] という母比率が，標本比率 k/n の測定値によって推定されるはずである．この計算は，分母 n を一定にして分子 k を減らしていくのだから単純明快である．

ところが5年にわたって n 人全員の生存状況を確認できるとは思えない．しかも途中で追跡できなくなることは，健康状態と無関係ではないだろう．5年生存率を推定することは，現実的には難しい問題である．ここでは単に分母 n と分子 k をどちらも減らしていく場合の k/n の推移を数学の問題として論じる．この生存解析の手法は，観察研究に限らず，介入研究の場合でも，介入後に何かが起こるまでの時間を推定するのに用いられる．

整数の列 $n = n_0 = k_0 \geq n_1 \geq k_1 \geq n_2 \geq \cdots \geq 0$ があり，$k_{i-1} - n_i$ は期間 $(i-1, i]$ における脱落 (censored, 打ち切り) 数，$n_i - k_i$ は同じ期間における死亡数とする．このとき Kaplan-Meier 法では期間 $(0, i]$ における生存率を $r_i = \dfrac{k_0}{n_0} \cdot \dfrac{k_1}{n_1} \cdots \dfrac{k_i}{n_i}$ （0になれば終了）とする．点 $(0, r_0)$, $(1, r_0)$, $(1, r_1)$, $(2, r_1)$, $(2, r_2)$, ... を結ぶ折れ線を生存曲線，$0.5 \in (r_{i-1}, r_i]$ となる i を平均生存時間と呼ぶ．脱落がなければ $k_{i-1} = n_i$ なので $r_i = \dfrac{k_i}{n_0}$ である．

生存率 r_i の逆数の対数は $\ln(n_i) - \ln(k_i)$ の和分である．逆数の対数微分は Cox のハザード (hazard) と呼ばれ，$\ln(n_i) - \ln(k_i)$ はその離散版である．対数微分の公式から $\ln(n_i) - \ln(k_i) \approx \dfrac{n_i - k_i}{n_i}$ と思えば，ハザードは期間 $(i-1, i]$ において何人中何人が死亡するかを表し，臨床的には，いつ患者が危険な状態になるかの目安となる．生存曲線の代わりに $-\ln(r_i)$ を通常の折れ線グラフとして書けば，傾きを見るだけでハザードがわかるのだが，上に無限に伸びてしまう．このグラフで Kaplan-Meier 法の意味を考えれば，脱落がある場合に傾きを然るべく調整していることがわかる．

---

[7] 死亡した場合，癌が原因であったかどうか不明な場合がある．死因を考慮しないのが実測生存率，考慮するのが補正生存率である．

医療統計学問題 **13**（演習）

1. 同様の手術を行った 10 人の患者について，術後 12 か月で 7 人が死亡，2 人が追跡不能になった．7 人の死亡は 2, 5, 5, 7, 9, 9, 11 か月後，2 人の脱落は 4, 8 か月後だった．i か月後「n_i 人中 k_i 人」が生存として，

0 か月後「10 人中 10 人」で生存率 $r = \frac{10}{10} = 1$,

1 か月後「10 人中 10 人」で生存率 $r = 1 \cdot \frac{10}{10} = 1$,

2 か月後「10 人中 9 人」で生存率 $r = 1 \cdot \frac{9}{10} = 0.9$,

3 か月後「9 人中 9 人」で生存率 $r = 0.9 \cdot \frac{9}{9} = 0.9$,

4 か月後「8 人中 8 人」で生存率 $r = 0.9 \cdot \frac{8}{8} = 0.9$,

5 か月後「8 人中 6 人」で生存率 $r = 0.9 \cdot \frac{6}{8} = 0.675$,

6 か月後「6 人中 6 人」で生存率 $r = 0.675 \cdot \frac{6}{6} = 0.675$,

7 か月後「6 人中 5 人」で生存率 $r = 0.675 \cdot \frac{5}{6} = 0.563$,

8 か月後「4 人中 4 人」で生存率 $r = 0.563 \cdot \frac{4}{4} = 0.563$,

9 か月後「4 人中 2 人」で生存率 $r = 0.563 \cdot \frac{2}{4} = 0.282$,

10 か月後「2 人中 2 人」で生存率 $r = 0.282 \cdot \frac{2}{2} = 0.282$,

11 か月後「2 人中 1 人」で生存率 $r = 0.282 \cdot \frac{1}{2} = 0.141$,

12 か月後「1 人中 1 人」で生存率 $r = 0.141 \cdot \frac{1}{1} = 0.141$

となる．生存曲線を次のように作成せよ．横軸を時間（0 から 12），縦軸を生存率 r（0 から 1）とする．曲線は曲がった線や斜めの線を使わず，水平な線分を，死亡の発生時点で垂直な線分でつないだジグザグの線とする．また脱落は水平な線分で通過するので，通過点を縦線などでマークする．

2. 上のグラフから平均生存時間が 9 か月であることを読み取れ．

3. 自然対数の値は Google 検索でも得られる．$y = -\ln(r)$ の折れ線グラフ（横軸は時間（0 から 12），縦軸は y）を作成せよ．この折れ線を原点から順に引いた矢印の連続と思うとき，矢印の傾きが矢印の終点におけるハザードを表す．瞬間的な危険性であるハザードが，基本的に増加傾向なことを確認せよ．またよく見れば，5 か月後のハザードが高いことがわかるので，臨床では，その直前（傾きの大きい矢印の期間）に特に気をつける．

9.4.2　解析上の諸問題

実験研究では RCT のように無作為性をどこまでも追及することが可能であるが，患者対照研究などの観察研究では，それは不可能である．無作為性に欠けるということは，極端に言えば統計学が使えないということである．実は私は BMI という肥満度の指数が高く，血圧も高いので困っているが，BMI が高いほど血圧が低いことを示す統計があるという冗談を聞いて，少し本気にした経験がある．この冗談には加齢の問題が絡む．高齢者は BMI が低く，血圧が高い傾向があるからである．同じ年齢で比較するなら，BMI が高すぎる人の血圧は普通の人より高い傾向があるはずであり，私にできることは BMI を低くすることであることは自明である．しかし恐ろしいことに，非科学的な統計にすがりたい気持ちは私にもある．さて，この場合の年齢のように，考えている要因と切り離して考える必要のある別の要因を，**交絡因子 (confounding factor)** と呼ぶ．研究対象の年齢帯に**制限・層化**をしたり，対照群の年齢分布を患者群と**一致**させたりする工夫はできるが，そうした工夫が無作為性を高めるとは限らない．また**無作為性は現実の問題とそれを説明する統計学との関係である**から，現実の側だけに問題があるとは限らない．以下で BMI と年齢を対にして，ベクトルとして考える方法を述べる．単に多変量化することによって交絡因子が内在化するのであれば，無作為性に関する問題は，むしろ統計解析の拙さにあったことになる．

因子解析

因子解析では，雑多な患者背景の間に存在する多くの相関関係を，少数の本質的な因子によって一度に説明しようとする．つまり因子 m 個からなる列ベクトル $\boldsymbol{x}$ を雑多な患者背景 n 個からなる列ベクトル $\boldsymbol{y}$ に写す線形写像 $\boldsymbol{y} = A\boldsymbol{x}$ を構成する（m は n よりかなり小さい）．ただし $\boldsymbol{y}$ の各 y_i は，データを用いて標準化しておき，$\boldsymbol{x}$ の各 x_i は標準的とする．m を小さくするのだから，この写像は測定誤差ではない本質的な誤差を持つ．誤差がひどくならないようにするには，$\boldsymbol{y}$ の共分散行列，つまり y_i と y_j の共分散 $\mathrm{cov}(y_i, y_j)$ を並べた正定値対称行列 $C = [\mathrm{cov}(y_i, y_j)]$ を考え，例えば 1 より大きい固有値の個数を m とすればよい．C から第 3 章の章末（2 次形式の標準化）で

行ったように，小さい固有値を除くことにより，それを $A\boldsymbol{x}$ の共分散行列として再構成することができる．因子の座標 $\boldsymbol{x}$ は，適当な回転により，x_i との相関関係に応じて患者背景が分類できるように決め，その分類には現実的な解釈を与える．例えば，栄養学において $\boldsymbol{y}$ は様々な食品であり，x_i と相関が高い食品が全て塩辛いときは，x_i を塩分と解釈する．同じように医療においては，患者背景を年齢や BMI を含むいくつかの本質的な因子で説明する．

主成分解析

　主成分解析では，患者の背景のデータを見て，さらに主要な因子に絞り込むことを考える．因子 m 個からなる列ベクトル $\boldsymbol{x}$ の各 x_i をデータを用いて標準化し，$\boldsymbol{x}$ の共分散行列を，やはり第 3 章の章末の方法で修正する．

相互作用と交絡因子

　血圧は各年齢帯では BMI と相関するはずであるが，明らかに年齢とも相関し，また異なる年齢では血圧と BMI の関係も異なるはずである．年齢 (x) と BMI (y) と血圧 (z) を座標とする $\mathbb{R}^3$ において，データがどのように分布するかは難しい問題である．それは $z = ax + by$ のような平面によってではなく，相互作用を考慮して，$z = ax + by + cxy$ のように積の項を含む曲面によって捉えるべきかもしれない．この程度の相互作用であれば，x を固定すれば z は y の 1 次関数であり，y を固定すれば z は x の 1 次関数であるから，回帰直線によるアプローチが有効である．ところが年齢 (x) と BMI (y) の間にも関係があり，xy 平面を縦横に動けなくなっているため，z を x と y の関数のように考えることができない場合がある．x が見えないのが交絡因子の問題であったが，もしも xy 平面における主成分解析によって，はじめからデータが直線につぶれているとすれば，その問題は深刻である．

医療統計学問題 14

　「疑似相関」や「統計的な嘘」の例をウェブで検索せよ．単なる偶然として説明できるものもあるが，一体何が交絡因子なのかと考えさせられるものもある．付録の批判的考察と比較し，医療系の大学生ならではの発見をせよ．

小・中・高で学ぶ統計学

　平成 29 (2017)・30 (2018) 年改訂の指導要領では，小学算数 4 分野のうち，従来の「数量関係」の分野が，「データの活用」に変更された．また高校数学 B のオプションであった「確率分布」が，数学 B の中で事実上必修化され，「統計的な推測」に変更された．他の点でも，前回の平成 20 (2008)・21 (2009) 年の改訂に引き続き，統計学を重視する方向に変更された．数学 B までの範囲の大学入試の場合，従来のベクトルに関する出題がなくなり，新たに仮説検定を含む統計学の内容が出題される．これに伴って小中学校における進学対策も変化するだろう．統計学を重視する教育を受けた教師が多数となるまでの間は，**高校までの内容を大学でやり直す必要のある学生が多数になると思われる**．また**数学が得意な学生でも，高校までの内容について，根本的な誤解があるかもしれない**．以下では高校までに学ぶ内容を確認する．

小学算数の統計学

　小学算数の統計学では，個々の統計学的解析法を習得させることよりも，子供たちが身近な問題を自分で探求したり，その探求の詳細を他の人に説明したりできるように，全体の手順を固定し，共有することに重点が置かれる．ただし手順には，各段階を進んだり戻ったり修正したりすることが含まれる．手順を固定することで不自由にならないよう，段階ごとに意見を出し合い，次に何をするかを判断することができるようにする．手順を固定することにより，何に着目し，何を調べるかという応用面において，個性を伸ば

すことができる．その手順は次の「PPDAC」である[1]：問題 (Problem, 現実的な問題を把握し，統計学的な問題を設定する)・計画 (Plan, 収集可能なデータを想定し，収集計画を立てる)・データ (Data, データを収集する)・解析 (Analysis, グラフや散布図を作成し，傾向をなどを読み取る)・結論 (Conclusion, 結論付けたり，振り返ったりする)．低学年では「DA（+C)」の部分に焦点を当てるが，高学年では「PPDAC」全体を意識した活動を行う．発展的には，研究計画書を作成することから始めて論文を書くことに終わるような，通常の医学研究に近いレベルの自由研究をすることができる．

低学年から中学年の内容

例題1．次の○△□☆のうち，（ ）の個数は（ ）の個数の2倍である．

　○△☆□○☆○△☆□△○□☆○☆☆○☆○□○☆□○☆△○

解答．下のように並べて考える．☆の個数は△の2倍である．**解答終**.

　上のような抽象度が高い絵グラフからは，あと一歩で棒グラフへ移行することができる．授業では，いきなり○△□☆が与えられたとするのではなく，例えば，各自が好きな果物をリンゴ・バナナ・ミカン・イチゴから選び，

---

[1] この手順は実際の医学研究など，古典統計のサンプリングを行う場面で常に有効.

その果物の絵をマグネットで黒板に貼るなどする．この段階を**データ収集**と呼ぶ．ここまでを振り返って意見を出し合い，データ収集はみんなの協力がないとできないことに気付く．これは将来の研究でも重要である．

次に黒板に枠を書き，マグネットを移動して絵グラフを作る．絵の大きさについては，例えばバナナが大きく描かれているなど，なるべく不揃いであるほうがよい．絵グラフを作りながら意見を出し合い，数量を比較しやすくするためには，絵を均等に配置するとか，絵の大きさを揃えるとかの工夫をした方がよいことに気付く．これは棒グラフの長さの調整や目盛りの変更に発展する考え方として重要である．どれがどれの2倍かを答え，他の組み合わせは2倍になっていないことを確認する．意見を出し合って，どれが最も多く，どれが最も少ないとか，多い順に並べるとか，様々な仕方でデータから情報を抽出する．最後に「リンゴを○で書く」などの凡例をつけて，○△□☆による抽象的な絵グラフをノートに書く．意見を出し合い，記号などで抽象性を高くすれば扱いやすくなることや，棒にしてもよいことに気付く．この段階を**解析** (A) と呼び，データ収集 (D) と区別する．

授業のまとめでは，単にデータからグラフを作成すればよいのではなく，**データを集めて解析をするという2段階の手順があり，各段階において気をつけることがあること**を確認する．また同じ2段階の手順が身の回りの様々な問題に適用できることを理解する．この活動の成否は，子供たちが手順を有益で楽しいと感じるか，面倒で退屈と感じるかに影響する．

例題2. 次の集計表は，二つの地点 A, B で，上りと下りの区別がある道路の，平日昼間1時間の交通量を測定したものである．空欄を埋めて考察せよ．

集計表	A上り	A下り	B上り	B下り	行合計
自動車	46		16		101
自転車	28	14		9	68
歩行者				8	
列合計	93	64	52		237

解答. 行合計と列合計の空欄から順に埋めて次のようになる.

集計表	A上り	A下り	B上り	B下り	行合計
自動車	46	28	16	11	101
自転車	28	14	17	9	68
歩行者	19	22	19	8	68
列合計	93	64	52	28	237

行合計から, 自転車や歩行者の数が, 自動車の7割程度であることがわかる. 列合計から, A地点の交通量がB地点に比べて上り下りとも多いことがわかる. 2地点とも上りが下りより多いが, 2地点の道路が連続しているなど, 何らかの関連がなければ, 両地点の向きを関連付けることに意味がないので, 地図などで確認する. 各地点の上り下りの区別をなくせば次のようになる.

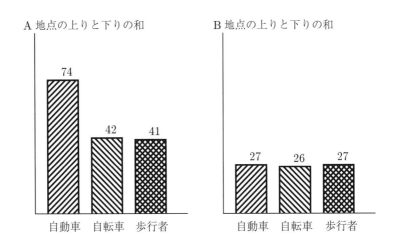

自動車の台数を7割にすれば, B地点では自転車や歩行者と比べて少ないことになる. 自動車がここを避ける理由として, 小規模商店が多く, 道幅が狭いといったことが推察されるので, 写真などで確認する. **解答終**.

　小学生は行合計などの用語は使わないが，クロス集計表を作成することができる．クロス集計表では，総合計の分け方が，行合計と列合計の2種類あるので，データは2次元であると言う．3次元データを解析するためには，そのうち2次元を選ぶ3通りについて，クロス集計表を作る．授業では，同じクロス集計表から各自の観点で棒グラフを作り，互いに比較し，意見を出し合う．同じデータを解析する場合でも，異なる観点があることに気付く．

高学年の内容

　棒グラフの棒は，並べる順に意味があるときとないときがある．また棒の長さは，個数のときと連続的な量のときがある．毎月の降水量のように，1月の次は2月という順序があるときは，降水量の棒もその順に並べる．この場合，棒グラフではなく折れ線グラフを使うことができる．

例題3．下の表は2018年の京都市の月間降水量 P(mm) の推移である．

月	1	2	3	4	5	6	7	8	9	10	11	12
P	42.5	23.5	157.0	161.0	187.0	209.0	368.5	112.5	390.5	35.5	22.5	60.5

このデータは気象庁の HP から得た．適切なグラフで表して考察せよ．

解答．降水量の推移を見るために折れ線グラフを作る．

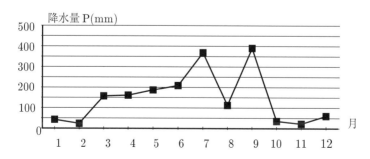

8月の降水量が低い理由を知りたい．他の月の降水量は，概ね2月までと10月からの寒い時期に少なく，7月から9月までの暑い時期に多い．**解答終**．

　単年の地域的なデータなので，考察には限界がある．梅雨についての知識や，10 月に雨量が少なかった可能性から，別様の考察も可能であろう．気温のデータが併記されていれば，細かい違いがわかったはずであるし，複数年のデータや周辺他国のデータがあれば，8 月に降水量が少なかった理由が明らかになったかもしれない．高学年では，こうした後悔をしないために，**そもそも何のためにそのデータを収集し，なぜそのデータをその手法で解析しようと思ったかという根本**が問われる．このような根本的な問いは，次の問題で問われるような論理的思考力を前提としている．

例題 4. 次の統計学的主張について，批判的に考察せよ．

(1) インターネットの利用率を計算したところ 100% であった．データは最新のウェブ上のアンケート結果を用いた．

(2) ある国の軍隊では，ある 1 年で 1000 人につき 10 人の割合で死亡した．その国のある都市では，同じ 1 年で 1000 人につき 20 人の割合で死亡した．このことから軍隊は一般社会より安全であることがわかった．

(3) 日本では犯罪者の多くが犯行の前日に白米を食べたことがわかった．白米を食べることを禁止することは，犯罪の抑止につながるかもしれない．

(4) 国語と算数のテストがあった．国語で満点をとれなかった人の 1/3 に漢字間違いがあり，算数で満点をとれなかった人の 1/2 に計算ミスがあった．国語で満点をとった人は算数でも満点だったとすると，漢字間違いをした人より計算ミスをした人が多いことがわかる．

解答. (1) 計算が間違っているとは思えないが，インターネットを利用している人にしかアンケートをとっていないので，その結果は無意味である．

(2) 軍隊には若者しかいないから，単純な比較で安全とは言えない．都市で死亡するのは高齢者が多く，年齢を制限して計算しなおす必要がある．

(3) この場合の「かもしれない」は不誠実である．前提が間違っているとは思えないが，犯罪者以外も白米を食べるので，結論は間違っている．

(4) 算数で満点の人が国語も満点とは限らない．その差が大きい場合，計算ミスの方が少なくなる．例えば 30 人が受験して国語の満点が 15 人，算数の満点が 22 人とすると，漢字間違いは 5 人，計算ミスは 4 人である．**解答終.**

　批判的思考には，グラフの見かけに惑わされず論理的に判断をすることも含まれる．例えば棒グラフで表示される量は基本的に非負[2]であり，棒の長さと量の間の比例関係が明確でなければならない．ところが棒の下端を0にしないとか，並行する2本の波線で棒を切るいわゆる省略線を書かずに棒を短く加工するとか，量と長さの関係が同じでない複数のグラフを並べるとかの不正は，世の中に溢れている．これらの不正には印象操作の意図が多かれ少なかれ含まれる．広告や宣伝のため，あるいは自説を裏付けるため，こうした不正を行うことは職業化しており，全てが悪質とは限らない．批判的思考においても，相手に悪意があったと決めつけるのではなく，相手の立場に立って理由を考え，一緒に解決しようとする姿勢が評価される．

　反対に折れ線グラフの場合は，縦軸の下端が0である必要はない．ただしそのような折れ線グラフは量の変化だけを表す．量の変化が量の大きさと関係する場合や，量の大きさが本質的である場合は，折れ線グラフが棒グラフとしての意味を持つので，縦軸の下端は0とする．そのような折れ線グラフでは，仮に変化が見えにくくても，縦軸を途中で切るのは不正である．

例題5．2018年の夏ごろ，次年度の防衛費の伸び率が0.8%から1%に増え，防衛費が過去最大になる見込みとの新聞報道があった．添えられた棒グラフの棒は，省略線が省略され，2019年度は2012年度の3倍以上の長さであった．縦軸には4.6兆円から5.0兆円までの目盛りがあり，省略線と0がある．目盛りを読めば，1997年度の過去最大の4.94兆円から，2012年度までに4.65兆円に下がり，その後，今の政権が発足してから段階的に増え，2018年度に4.94兆円に戻り，来年度は過去最大を更新して5.0兆円に達することがわかり，記事の内容通りである．この記事の統計不正について考察せよ．

こんな小学生がいたら怖い解答．棒グラフにおいて，棒の長さと量の大きさの比例関係は重要である．1兆円を6mmで表すならば，3cmほどの長さにおける2mmほどの変化が問題なので，正しい棒グラフでは変化が見えな

---

[2] 0が恣意的でない正負の量を上下に書き分けることがあるが，それは複数の棒グラフを一つにまとめて見やすくしたものと考えられる．

い．縦軸の目盛りを読めば正しい値がわかるとしても，それならば単に数値を書けばよく，グラフによって視覚化する意味がない．経時的な変化だけを示したければ，折れ線グラフを用いればよいが，それでは0.4兆円の変化が大きいという印象を読者に与えることができない．記者は0.4兆円の変化が大きいという方向に印象操作をするために棒グラフの不正を行ったのだと思う．他方で統計学が苦手な人が，お金を払ってまで，こうした記事を読むのには理由があるはずであり，読者はその0.4兆円という数字を含む，政治的な問題に積極的に関わりたいのだと思う．印象操作が商品になっているとすれば，記者は職業的に正しいことをしていることになる．読者に対する悪意がなく，単に政権批判のために統計不正を行ったのだとすれば，新聞の社会的使命を果たしたと言うこともできる．反対に学生としては，こうした不正をなくすために，みんなが統計学について正しく理解できるように努力し，印象操作が恥ずかしいことになる世の中を目指したいと思う．**解答終**.

　こうした批判的思考を背景として，みんなで共有する統計学的探求プロセスがPPDAC（問題-計画-データ-解析-結論）である．DAは既に学んだ．

　日常生活の特定のリスクを回避することや，勉学や仕事の特定の非効率性や非合理性を改善すること，あるいは余暇の特定の楽しさを追求することなど，自分たちで特定の何かを考えようとすることを問題把握と呼ぶ．医学の場合，ある病気が生活の支障となるリスクを回避することを考えるので，把握される問題はその病気である．統計学的な**問題**（第1のP）は，把握された問題（病気）ではなく，その問題に関連して，統計学を用いて解決することができる問題（予防や治療の効果の測定）である．この場合にその病気に罹ることが多いとか，この場合にその病気が治ることが多いとかは，統計学の問題である．統計学の問題があると，それを解決するための解析手法やデータの収集方法について検討することができる．この段階を**計画**（第2のP）と呼ぶ．例えば病気の原因がある物質かもしれないとして，その物質に触れた人と触れていない人を別々に観察できるかといったことを考える．また例題3の降水量の解析などについては，無計画であることを指摘できるようになる．問題設定が明確でなく，何のためにデータを収集したのかがわからないからである．授業では無計画性を指摘することが高く評価される．

　最後に結論 (C) であるが，単に解析の結果を述べるのではなく，批判的考察を行い，その結果を別の観点から検証したり，次の問題や計画につなげたりする．このことから PPDAC はサイクルであると言われる．子供たちに PPDAC サイクルを道具として与え，活動的学びを促進するという試みは，ニュージーランドから普及したものであるが，元々は工業における日本式の品質管理から来ているらしい．日本のものづくりの組織論から世界の活動的学びの教育論へ，何がどのように受け継がれたのか調べることによって，活動的学びの本質を明らかにできるかもしれない．

例題 6．LED の光で農作物を育てることは研究されているが，小学生の自由研究のテーマとしても，光の色の違いによる成長の違いを調べる研究がある．架空の話として，ハツカダイコンを 3 週間育てるとき，赤い光で育てると根も葉も大きくなり，緑の光で育てると根だけが赤い光の場合に近い大きさになったとしよう．そこで次回はまず赤い光を当て，途中で緑の光に変えてみる．この架空の研究について，PPDAC サイクルの 2 回転を述べよ．

解答．問題把握：飢饉をなくすため，工場で電気の光で農作物を栽培する．
1 回目の問題設定：ハツカダイコンの成長を，当てる光の色で比較する．
1 回目の計画：ハツカダイコン 10 本ずつを赤・緑・青の LED の光で 3 週間栽培する．収穫量 (g) とそのうち根の部分 (g) を棒グラフで表す．
1 回目のデータ：50 個の種から発芽した 30 個を均等に 10 個ずつに分けて地下室で栽培した．光の量は電力で揃えた．収穫量はひげ根を落とし，洗って乾かして量った．青の光では枯れたものがあり，収穫量に入れなかった．
1 回目の解析：収穫量も根の部分も，赤で多くなり青では少なかった．緑では根の部分が比較的大きくなり，赤と大差がなかった．
1 回目の結論：赤は葉と根をあわせた全体の成長を促進する．緑は相対的に根を大きくするが，赤より小さい．これは緑だけでは成長が不十分なためだと考えられるので，次回は赤と緑の組み合わせを考える．
2 回目の問題設定：ハツカダイコンの成長を赤と緑の光で制御する．
2 回目の計画：ハツカダイコン 10 本ずつを，A. 赤で 3 週間，B. 赤 2 週間に続き緑 1 週間，C. 赤 1 週間に続き緑 2 週間で育て，前回と同様に比較する．

2回目のデータ：前回と同様にした．枯れたものはなかった．

2回目の解析：収穫量は赤の期間が長い方が多い傾向であったが，根については B の赤2週間に続き緑1週間としたものが著しく多かった．

2回目の結論：ハツカダイコンは根を食べるので，赤だけでなく緑の光を上手く利用することにより，実質的な収穫を増やすことができる．**解答終**.

個々の研究内容に依存する解析手法についても，高学年では豊富になる．例えば比率を理解し，円グラフや帯グラフを用いて表すことができる．

例題7. 昨日は運動場の半分が使用禁止で，残りの半分でドッジ，サッカー，バスケをした人が，それぞれ14人，16人，10人だった．今日は全部を使うことができたので，それぞれ24人，40人，18人になった．このデータを円グラフと積み上げ棒グラフで表し，それぞれのグラフの良さを述べよ．

解答. まず円グラフで表すと次のようになる．

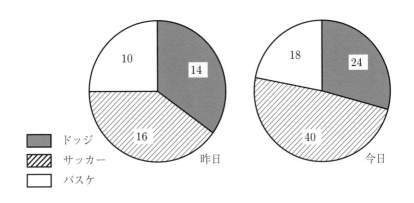

円グラフからは，サッカーの比率が増えたことがすぐにわかる．

次に積み上げ棒グラフで表すと次のようになる．

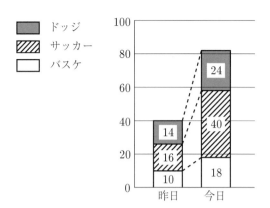

積み上げ棒グラフからは，全ての度数が増えたことがわかる．**解答終**.

またデータを度数分布表へ縮約し，平均値・中央値・最頻値などの代表値を求めることができる．ただし度数分布表から得られる平均値や中央値は，データから直接求められる平均値や中央値とは若干異なることに注意する．

例題8. 魚釣りをして，釣った魚の体長 (cm) を記録した．

$$7.6, \quad 4.5, \quad 3.2, \quad 5.8, \quad 3.7, \quad 13.3, \quad 4.5, \quad 6.1, \quad 5.3.$$

平均値と中央値を求めよ．また 3.0 (cm) から始めて階級の幅を 2.0 とする（つまり 3.0 以上 5.0 未満の区間や，5.0 以上 7.0 未満の区間を階級とする）度数分布表を作成し，平均値・中央値・最頻値を求めて比較せよ．

解答. データから求められる平均は

$$\frac{7.6 + 4.5 + 3.2 + 5.8 + 3.7 + 13.3 + 4.5 + 6.1 + 5.3}{9} = 6.0$$

であり，中央値は小さい順に並べた 5 番目なので 5.3 である．

3 から始めて幅 2 ずつの度数分布表を作ると次のようになる．

階級	階級値	度数	相対度数	累積度数
3.0〜5.0	4.0	4	4/9	4
5.0〜7.0	6.0	3	3/9	7
7.0〜9.0	8.0	1	1/9	8
9.0〜11.0	10.0	0	0	8
11.0〜13.0	12.0	0	0	8
13.0〜15.0	14.0	1	1/9	9

度数分布表から求められる平均値は，階級値と相対度数の積の総和だから，6.2 である．度数分布表から求められる中央値は，累積度数が 5 以上となる最初の階級の階級値だから，6.0 である．最頻値は最大度数 4 を持つ階級値だから，4.0 である．以上の代表値の中で最小のものは最頻値 4.0 であり，釣った魚の多くが約 4 cm だということを上手く表している．最大のものは平均値であり，データから得られた 6.0 と度数分布表から得られた 6.2 に大差はない．最頻値や中央値は，一番大きな魚の 13.3 cm という数字を反映しないので，魚釣りの代表値は平均値にしてほしいと思った．**解答終**．

場合の数を順序よく整理して数え上げることも小学校で学ぶ．

例題 9．リンゴ・バナナ・ミカン・イチゴについて，次の場合の数を求めよ．
(1) 一つずつ並べて置く，　(2) 二つを選んでミックスジュースを作る．

解答．(1) 24 通り，(2) 6 通り．果物を ○△□☆ として表に整理．**解答終**．

中学数学の統計学

例題10. 次は50人の学生について，各々が1年間に受けた試験の平均点を整理した度数分布表である．空欄を補い，理由をつけて代表値を決めよ．

階級	階級値	度数	相対度数	累積度数
0〜10		1		
10〜20		3		
20〜30		0		
30〜40		1		
40〜50		4		
50〜60		10		
60〜70		6		
70〜80		9		
80〜90		7		
90〜100		9		

解答. 表を完成すると次のようになる．

階級	階級値	度数	相対度数	累積度数
0〜10	5	1	0.02	1
10〜20	15	3	0.06	4
20〜30	25	0	0.00	4
30〜40	35	1	0.02	5
40〜50	45	4	0.08	9
50〜60	55	10	0.20	19
60〜70	65	6	0.12	25
70〜80	75	9	0.18	34
80〜90	85	7	0.14	41
90〜100	95	9	0.18	50

平均値は階級値と相対度数の積の総和だから，

$$0.1 + 0.9 + 0.0 + 0.7 + 3.6 + 11.0 + 7.8 + 13.5 + 11.9 + 17.1 = 66.6$$

より，67 である．中央値は 25 位の階級値 65 と 26 位の 75 の平均だから，70 である．最頻値は最大度数 10 を持つ階級値だから，55 である．試験の成績は試験の性格に大きく依存するので，中央値だけを信用するのがよい．また受験資格がなかったと思われる学生が 4 人含まれるので，解析前にそのデータを除外するなどのデータ・クリーニングが必要である．この必要も考えて，代表値は中央値の 70 またはそれより若干高い 75 とする．**解答終**.

つまりある学生の成績が，比較的優良であると判断するためには，75 点以上か，甘く考えても 70 点以上必要である．もし 68 点の学生が，平均点を超えたと言って安心していれば，要注意である．小学校レベルの例題 8 との違いは，データが身近でないことである．身近なデータであれば，どの代表値にも，それぞれの良さがある．しかし扱うデータの範囲が，身近なものから社会一般のものへ広がると，大きな集団の中における個体の位置を，どの代表値と比較するかが重大な問題となる．そのような問題は分布の形に依存するので，ヒストグラムによって分布の概形を把握したり，累積度数，四分位範囲，箱ひげ図など，分布の形に関連する指標を利用したりする．

例題 11．次は 30 人の学生について，10 回行った試験の各自の合計点である．各自の平均点について箱ひげ図を作成せよ．また 0 から 100 までを幅 10 と 20 の階級に分けたヒストグラムをそれぞれ作成し，分布の形を比較せよ．

523, 542, 625, 323, 438, 749, 305, 638, 518, 571, 798, 887, 785, 653, 542,

945, 748, 658, 793, 578, 886, 724, 563, 483, 589, 823, 578, 755, 956, 735.

解答．データの値を小さいものから順に並べる．

305, 323, 438, 483, 518, 523, 542, 542, 563, 571, 578, 578, 589, 625, 638,

653, 658, 724, 735, 748, 749, 755, 785, 793, 798, 823, 886, 887, 945, 956.

これより平均点の中央値は $(63.8 + 65.3)/2 = 64.55$, 第1四分位数は 54.2, 第3四分位数は 78.5 である. 最小値は 30.5, 最大値は 95.6 であり, どちらも外れ値ではない. 箱ひげ図を作成すると次のようになる.

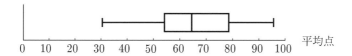

分布は左右対称ではなく, 高得点側に歪んでいることが読み取られるが, その割には中央値だけが低く, 少し奇妙である. 次にヒストグラム (度数折れ線付き) を作成する. 幅を 10 として作成すると次のようになる.

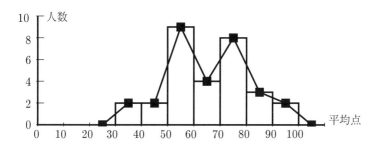

幅を 20 として作成すると次のようになる.

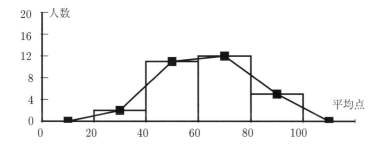

幅を 10 とした場合は 2 山の分布であるが, 幅を 20 とした場合は 1 山の分布であり, 分布の形が異なる. 箱ひげ図にはこの形の違いが反映されない.

　幅を極端に小さくすると山の数が増えるのは当然であるが，幅 10 は小さすぎるわけではなく，実際に二つの山があると思われる．このことから 30人の学生が成績において均質でなく，成績上位層と下位層が存在して，別々の分布を持っていることが示唆される．例えば第 3 四分位点は上位層の中では中庸だと思われる．上のヒストグラムは次の度数分布表から得た．

階級	階級値	度数	相対度数	累積度数
30〜40	35	2	2/30	2
40〜50	45	2	2/30	4
50〜60	55	9	9/30	13
60〜70	65	4	4/30	17
70〜80	75	8	8/30	25
80〜90	85	3	3/30	28
90〜100	95	2	2/30	30

幅を 20 とした度数は上の度数を二つずつ足せばわかる．なお，幅 20 のヒストグラムの縦軸の目盛りが幅 10 のヒストグラムと異なっているのは，幅 10の場合と棒の面積の総和が同じになるようにして，形を比較しやすくするためである．一般に形の比較をするためには，ヒストグラムそのものよりも，棒の面積の総和を 1 とする相対度数のグラフを使う方がよい（「確率分布」の考え）．したがって上の目盛りは恣意的ではない．**解答終**．

　中学校では，多数の観察や多数回の試行によって得られる確率と，場合の数を基にして得られる確率とは，同じでないことが強調される．前者が**現象としての確率**，後者が**モデルとしての確率**である．上の問題における相対度数は現象としての確率である．モデルとしての確率は，中学校でも学ぶが，主に高校で学ぶ．モデルには明らかに対応する現象があるとは限らない．現象が数学を規定するのではないからこそ，数学は驚くべき仕方で現象を説明するのである．抽象性や主観性が排除されたところに，数学の良さは残らない．高校や大学ではそのことが強調されるが，中学校の段階では現象としての確率と，それを適切に扱うための批判的思考が重視される．

例題 12. 批判的思考とは，単に物事を否定するような簡単な思考ではなく，複数の観点から問題に取り組むことによって，なるべく的確に判断することである．批判的思考において最初に着目すべき点を四つ述べよ．

解答. (1) データの質．例えばインターネットから収集したデータについては，二次的なものである可能性が高く，誰がどのようにして調べたものか，信頼できる結果なのかを確かめる必要がある．

(2) 根拠とする代表値．代表値は分布の形や極端にかけ離れた値の有無によって何を使うかを決める．例えば極端にかけ離れた値があると，平均値は中央値に比べて，その値に強く影響を受ける．

(3) グラフの書き方．傾向を読み取りやすいグラフを書いたか，グラフの目盛りなどを加工して過度に誇張していないかに気をつける．またヒストグラムの形のように，同じデータに関するものであっても，階級の幅によって大きく異なるということがある．階級の幅の異なる複数のヒストグラムを作って比較検討するのはもちろん，提示されたヒストグラムが都合よく選ばれたものである可能性について検討する必要がある．

(4) 解析結果の妥当性．グラフや代表値を用いた解析から得られる結果は，現実に確かめる手段がなければ，妥当ではない．**解答終.**

　中学校では全数調査と標本調査の違いについて学ぶ．しかし上記のような高度な批判的思考と比べてバランスが悪い．中学校の指導要領の間違いは，標本調査を全数調査の代替として説明することである．これは現象をモデルから切り離して説明することにこだわっていては避けられない．全数調査には，国家権力による管理を目的として行われるものと，標本調査の「選択バイアス」を取り除く目的で行われるものがあり，標本調査が代替となるのは，前者の全数調査が実施できない場合に限られる．他方，後者の「選択バイアス」とは，調査に参加しない人や途中で脱落する人が特殊な傾向を持つ場合に，それを取り逃がすことで，標本に母集団と異なる傾向が現れることである．しかし母集団は実体を伴うとは限らず，あくまでデータ解析のためのモデルなので，取り逃がしを防ぐ目的の全数調査が不可能であったり無意味であったりすることも多い．次の問題を解かせるのは良い工夫である．

例題 13. 袋の中にヒマワリの種がたくさん入っている. 100 個を取り出し, 着色して袋に戻した. よくかき混ぜてから再び 100 個を取り出し, 着色された種を数えた. またそれを戻し, よくかき混ぜて 100 個取り出すことを繰り返した. 着色された種は多くの場合 16 個か 17 個であり, その他の個数になることは少なかった. 袋の中のヒマワリの種の個数を求めよ.

解答. $10000/17 \approx 588$ 個から $10000/16 = 625$ 個ぐらいであるから, 有効数字は 1 桁で, 6×10^2 個である. **解答終.**

有効数字については, 中学校で学ぶことになっている.

例題 14. (1) 太陽の半径は, 有効数字を上 4 桁として, 696000 km である. これを整数部分が 1 桁の数と 10 の累乗の積の形で, 単位を m として表せ.
(2) 脂質 8.0 g という表示の意味について, 不等式で表せ.

解答. (1) 6.960×10^5 km なので, 単位を m とすると 6.960×10^8 m.
(2) 脂質を x g として, $7.95 \leq x < 8.05$ であるという意味. **解答終.**

　例題 13 では約 600 個のヒマワリの種が母集団であり, その中で着色された 100 個の比率, つまり約 1/6 が母比率と呼ばれる母数である. 高校の統計学では母比率を推定するが, この問題では母集団の大きさを推定する. 医療においては, 母比率は病気の人の割合, つまり有病率であり, これは地域によっても時期によっても変動する. もしも神様が大きな離島に 600 人を孤立させ, 100 人を伝染しない病気にかけたとすれば, 上の例題と同じ問題が医学的に成立する. しかし様々な意味でそれはあり得ない. だからこそ中学生が上の問題を解くことが重要なのである. 同じモデルを, 母比率の推定において用いることができるのは明らかであるが, 現実には孤立した母集団は存在しないので, 推定された母比率 1/6 は, 600 人中の 100 人とは限らない. 母比率は地域によっても時期によっても違うので, 母集団を特定することに意味がなく, **母比率は単に比率として, その時期のその場所に存在する.** (速度を連想するとよい.) このとき母集団は実体ではなくモデルである.

例題 15. ある時期にある地域で，どの病院でも 100 人の来院者のうち，16 人から 17 人がインフルエンザに感染していた．同じ時期，この地域のある病院には，インフルエンザに感染した人が 10 人来院した．この病院には何人の来院があったと思われるか概算せよ．

解答. インフルエンザの患者の比率は 16% から 17% なので，それが 10 人とすると，来院者は $10/0.16 = 62.5$ 人から $10/0.17 \approx 58.8$ 人である．したがって有効数字 1 桁で，6×10^1 人である．**解答終**.

　例題 15 やその解答では，母集団が実体としてそこにあるかのような議論をしない．母集団は実体ではなく，ある時期ある地域にいる人で，しかも病院に行くような人という条件によって抽象的に定義されるものだからである．そのような抽象的なモデルから，60 人という具体的な数字が出てくるのが数学の良さである．全数調査が原理的に不可能なのは，母集団が抽象的なものだからである．中学校では全数調査が不可能な例として，商品の抜き取り調査を取り上げるが，適切ではない．全ての商品を破壊して調査すると，売るものがなくなるのは確かであるが，調査は不可能ではない．

　新指導要領で唯一残念なのは，母集団を絶対視する頻度主義を排除しきれなかった点である．頻度主義は，全数調査を通して国家権力と結びつく伝統的な考えであるが，数学的には価値のない教義である．数学教育はそうした教義から若者を守るためにある．若者が自由に批判的に統計学を発展させれば，頻度主義とは正反対の方向に向かい，現代的な Bayes 主義やデータ科学を推し進めるだろう．モデルとしての確率の計算は主に高校で学ぶので，中学校では計算問題を解かせるのではなく，上の点も含めて基本的な考え方を理解させることが重要である．小・中学校の統計学の要は確率論ではなく，統計的な探求プロセスや批判的な考察であり，これは大人になるにつれて身につけることが困難になる根本的かつ集団的な能力の開発に関わる．大学入試などでそうした能力を問う工夫をすることは，高校までの 12 年間の教育を一体として考えるという高校の指導要領の方針と合致する．反対に高校の教科書に書かれていることばかりを出題するという姿勢では，受験産業には歓迎されるかもしれないが，指導要領に準拠することができない．

高校の統計学

　高校では，四分位範囲や分散などのばらつきの尺度，散布図と相関係数
（以上数学 I），順列組み合わせと確率の計算（数学 A），二項分布，二項検定，
正規分布，母比率の区間推定（Wald 法），Z 検定（以上数学 B）を学修する．
四分位範囲は次のような問題に出てくる．

例題 16.　次は 36 人の学生について，10 回行った試験の各自の平均点であ
る．ただし不受験の場合の点数は 0 点とするので，10 回全ての試験を受けて
いない学生の平均点には括弧をつけた．このデータについて，四分位範囲に
基づく外れ値を明示した箱ひげ図を作成せよ．また 0 から 100 までを幅 10
と 20 の階級に分けたヒストグラムをそれぞれ作成し，分布の形を比較せよ．

52.3, 54.2, (9.5), 62.5, 32.3, 15.4, 43.8, 74.9, 30.5, (11.5), 63.8, 51.8,

57.1, 79.8, 88.7, 78.5, 65.3, (54.8), 54.2, 94.5, 74.8, 65.8, 79.3, 57.8,

88.6, 72.4, 56.3, 12.7, 48.3, 58.9, (61.1), 82.3, 57.8, 75.5, 95.6, 73.5.

解答.　ポイントは外れ値と異常値の区別である．異常値は解析以前にデータ
から除く（データの整理）．他方，解析の段階で外れ値が出たからと言って，
解析以前のデータからそれを除くことは許されない．括弧のついたデータを
異常値として捨て，残りを小さいものから順に並べる．

12.7, 15.4, 30.5, 32.3, 43.8, 48.3, 51.8, 52.3,

54.2, 54.2, 56.3, 57.1, 57.8, 57.8, 58.9, 62.5,

63.8, 65.3, 65.8, 72.4, 73.5, 74.8, 74.9, 75.5,

78.5, 79.3, 79.8, 82.3, 88.6, 88.7, 94.5, 95.6.

これより平均点の中央値は $(62.5 + 63.8)/2 = 63.2$，第 1 四分位数は $(52.3 +$
$54.2)/2 = 53.3$，第 3 四分位数は $(75.5 + 78.5)/2 = 77.0$ である．よって四分
位範囲の 1.5 倍は $(77.0 - 53.3) \cdot 1.5 = 35.6$ であり，外れ値は $53.3 - 35.6 = 17.7$

より小さい値，つまり 12.7 と 15.4 である．（77.0 + 35.6 より大きい外れ値はない．）外れ値を除く最小値は 30.5 なので下のようになる．**解答終**.

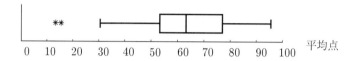

（注）実はこの例題のデータから，異常値だけでなく外れ値まで除いてしまったのが例題 11 のデータである．箱ひげ図の形を比較せよ．

　以下では順列組み合わせと確率の計算（数学 A）について述べる．残りは微積分が必要な部分を除けば，本編と概ね同じ内容なので省略する．階乗 $n! = n \cdot (n-1) \cdots 1$（ただし $0! = 1$）は，異なる n 文字の順列 (permutation, 置換) の総数を表す．また二項係数 $\binom{n}{k} = \dfrac{n!}{k! \cdot (n-k)!}$ は $(x+y)^n$ の展開における $x^k y^{n-k}$ の項の係数であるが，組み合わせ論では $_nC_k$ と表記して組み合わせ (combination) と呼ぶことがある．$(x+y)^n$ の n 個の因数を区別して異なる文字で表すとすると，$_nC_k$ は x^k がどの因数に由来するかの場合の数だから，異なる n 文字から k 文字をとるときの組み合わせの総数である．また y^{n-k} がどの因数に由来してもよいから $_nC_{n-k} = {}_nC_k$ である．

例題 17．13 種類のカードが 4 枚づつある．5 枚とるとき，カードの種類がちょうど 3 種類（「ツー・ペア」か「スリー・カード」）となる確率を求めよ．

解答．カードが 2 種類であるのは，4 + 1 枚のとき $13\,{}_4C_4 \cdot 12\,{}_4C_4$ 通り，3 + 2 枚のとき $13\,{}_4C_3 \cdot 12\,{}_4C_6$ 通りである．3 種類であるのは，3 + 1 + 1 枚のとき $13\,{}_4C_3 \cdot {}_{12}C_2({}_4C_1)^2$ 通り，2 + 2 + 1 枚のとき $_{13}C_2({}_4C_2)^2 \cdot 11\,{}_4C_1$ 通りである．4 種類であるのは，2 + 1 + 1 + 1 枚だから $13\,{}_4C_2 \cdot {}_{12}C_3({}_4C_1)^3$ 通りである．5 種類であるのは，$_{13}C_5({}_4C_1)^5$ 通りである．これらの場合の数を，それ

ぞれ $13 \cdot 12 \cdot 4$ で割ると，1, 6, 88, 198, 1760, 2112（計 4165）となるので，3 種類となる確率は $\dfrac{286}{4165} \approx 0.069$ である．**解答終**.

例題 18．サイコロを四つ投げるとき，目の和が偶数となるのは何通りか．

順序よく数える方法で解けば次のようになる．ただし詳細は略す．

解答．目の和が 4 となるのは 1 通りなので，目の和が 24 となるのも 1 通り．6 となるのは（$(1,1,1,3)$ が 4 通り，$(1,1,2,2)$ が 6 通りなので）10 通り，22 となるのも 10 通り．8 となるのは 35 通り，20 となるのも 35 通り．10 となるのは 80 通り，18 となるのも 80 通り．12 となるのは 125 通り，16 となるのも 125 通り．14 となるのは 146 通り．以上の合計は 648 通り．**解答終**.

確率の考えを駆使すれば，簡単な計算で求めることもできる．

解答．特定の三つの和が偶数（確率 p とする）のときは残りで偶数が出ればよく，その三つの和が奇数（確率 $1 - p$）のときは残りで奇数が出ればよい．確率は $p \cdot \dfrac{1}{2} + (1 - p) \cdot \dfrac{1}{2} = \dfrac{1}{2}$，場合の数は $6^4 \cdot \dfrac{1}{2} = 648$（通り）．**解答終**.

　上では試行の独立性（関係がない）から，対応する二つの事象 A, B の独立性 $\mathrm{P}(A \cap B) = \mathrm{P}(A) \cdot \mathrm{P}(B)$ が従った．一般には積事象の確率を $\mathrm{P}(A \cap B) = \mathrm{P}(A) \cdot \mathrm{P}_A(B)$ と書き，$\mathrm{P}_A(B)$ を条件 A の下での B の確率と呼ぶ．

例題 19．10 本中 2 本が当たりのくじがあり，A，B，C の 3 人が順に引く．くじには 1 から 10 までの番号が振られ，引いたくじは戻さない．
(1) 3 人のくじの引き方は何通りあるか答えよ．
(2) A，B の少なくとも一方が当たる確率を求めよ．
(3) A，B の少なくとも一方が当たるとき C が当たる条件付き確率を求めよ．
(4)「A，B の少なくとも一方が当たる」という事象と「C が当たる」という事象は独立でない（従属である）ことを示せ．

解答. (1) $10 \cdot 9 \cdot 8 = 720$（通り）.

(2) 和事象「Aが当たるか，またはAが外れてBが当たる」の確率を求める．これは排反事象の和事象の確率だから，$\frac{2}{10} + \frac{8}{10} \cdot \frac{2}{9} = \frac{17}{45}$ である．

(3) AとCが当たる3人の引き方は $2 \cdot 8 \cdot 1 = 16$ 通り，BとCが当たる引き方も16通りである．(1) よりそれらの確率は，$\frac{16+16}{720} = \frac{2}{45}$ である．これはA，Bの少なくとも一方が当たり，かつCが当たる確率である．(2) よりA, Bの少なくとも一方が当たる確率は $\frac{17}{45}$ である．したがってA, Bの少なくとも一方が当たるときに，Cが当たる条件付き確率は $\frac{2/45}{17/45} = \frac{2}{17}$ である．

(4) A，Bが外れでCが当たる確率は $\frac{8 \cdot 7 \cdot 2}{720} = \frac{7}{45}$ であり，A，Bの少なくとも一方が当たり，かつCが当たる確率 $\frac{2}{45}$ との和 $\frac{7+2}{45} = \frac{1}{5}$ はCが当たる確率である．実際，10本中2本が当たりなのだから，何番目に引いても当たる確率が $\frac{2}{10} = \frac{1}{5}$ であることは当然である．ところが (3) の条件付き確率はこれと等しくない．したがって「A, Bの少なくとも一方が当たる」という事象と「Cが当たる」という事象は独立でない（従属である）．**解答終**.

例題 20. ある病気の検査キットの敏感度を a，特異度を b とする．つまり病気の人が陽性となる確率が a，病気でない人が陰性となる確率が b とする．ある時期ある地域で来院して検査を受ける人がこの病気である確率を p とする．p を有病率と言う．このとき陽性適中率 q とは，来院して検査を受けた人が陽性のとき，その人が病気である条件付き確率である．a や b が1に近くても，p が非常に小さければ，q は小さいことを説明せよ．

解答. 病気かつ陽性の確率は pa，陽性の確率は $pa + (1-p)(1-b)$ なので，

$$q = \frac{pa}{pa + (1-p)(1-b)} = \frac{1}{1 + \dfrac{1-p}{p} \cdot \dfrac{1-b}{a}}$$ である．$1-a$ や $1-b$ に比べて p が十分小さければ，分母は大きくなる．**解答終**.

参考図書（推薦図書）

- 数学の基本的な考え方について『数学（〈1冊でわかる〉シリーズ）』（G. Timothy 著，青木薫訳，岩波書店，2004）．本格派は『初等数学論考』（J. Stillwell 著，三宅克哉訳，共立出版，2018）．

- 数学史について『数学史―数学5000年の歩み―』（中村滋・室井和男，共立出版，2014）と『数学史入門―微分積分学の成立（ちくま学芸文庫）』（佐々木力，筑摩書房，2005）．

- 微積分の基礎について『微分積分（共立講座21世紀の数学1)』（黒田成俊，共立出版，2002）．

- ルベーグ積分について『測度・確率・ルベーグ積分 応用への最短コース（KS理工学専門書）』（原啓介，講談社，2017）．

- フーリエ解析について『フーリエ解析（理工系の数学入門コース6)』（大石進一，岩波書店，1989）．

- ゲージ積分は数理系大学院生向けになるが *A Modern Theory of Integration* (Graduate Studies in Mathematics 32) (G. Bartle, American Mathematical Society, 2001).

- 古典統計学については『統計学入門』（東京大学教養学部統計学教室，東京大学出版会，1991）．

- ベイズ統計学について，入門は『完全独習 ベイズ統計学入門』（小島寛之，ダイヤモンド社，2015）．基礎は『入門ベイズ統計 意思決定の理論と発展』（松原望，東京図書，2008）．

- 行列・回帰・因子解析・多変量解析については『多変量解析法入門（ライブラリ新数学大系）』（永田靖・棟近雅彦，サイエンス社，2001）．将来データサイエンスに触手を伸ばしたい人は，理論面では『一般化線形モデル入門 原著第2版』（A. Dobson 著，田中豊他訳，共立出版，2008），実践面では今のところ『東京大学のデータサイエンティスト育成講座〜Python で手を動かして学ぶデータ分析〜』（塚本邦尊・山田典一・大澤文孝著，中山浩太郎監修，松尾豊協力，マイナビ出版，2019）などがあるが，そのときに最新のものがよい．

- 医療統計学については，『数学いらずの医科統計学 (第2版)』（H. Motulsky 著，津崎晃一訳，メディカルサイエンスインターナショナル，2011）．医療データによって世界標準のフリーソフト「R」をマスターするには，『R による医療統計学 (原書2版)』（P. Dalgaard 著，岡田昌史訳，丸善出版，2017）．疫学への接続としては，『臨床疫学 EBM 実践のための必須知識 (第3版)』（R. Fletcher・S. Fletcher・G. Fletcher 著，福井次矢訳，メディカルサイエンスインターナショナル，2016）．

- 本書は1回生から3回生の前期ぐらいまでの時期に，数学を基礎からしっかり勉強することを目標としているが，それ以降に研究者になることを目指す人は，実際の使用法について詳しく学ぶべきである．その場合強く推薦できるのは，『みんなの医療統計』（新谷歩，講談社，2016）およびその続編の多変量解析編（2017）である．本書と若干主張が異なる点で困ってしまう人は，未練を捨てて新谷先生に従うのがよい．反対に私が目指したのは，若者の頭脳と心を鍛えることである．これからは君たちが自分の力で主張の背景となる様々な問題と向き合えばよい．

索　引

著者紹介

森　淳秀（もり　あつひで）

略　　歴：2001 年に京都産業大学大学院理学研究科博士後期課程（数学）を修了後，京都大学・龍谷大学・同志社大学・京都工芸繊維大学等で非常勤講師を兼務しながら数学研究を続け，大阪市立大学数学研究所（OCAMI）専任研究所員を経て 2016 年度から現職．

教育に関しては，本間直樹氏（大阪大学文学研究科）らと行ったフランス現代思想の研究を背景として，多様な大学生に対する数学教育の経験を蓄積し，本書の構想に至る．

現　　在：大阪歯科大学 歯学部 数学教室・講師，博士（数学）

専門分野：幾何学（葉層構造・接触構造・シンプレクティック構造および Bayes 統計のトポロジー）

主要著書：『ドゥルーズ／ガタリの現在』（2008 年，平凡社，本間直樹氏と共同で分担執筆）．

医療系を志す人のための基礎数学
—微積分から統計学へ—

Core mathematics for future health professionals

2020 年 2 月 25 日　初版 1 刷発行

著　者　森 淳秀 © 2020

発行者　南條光章

発行所　**共立出版株式会社**
〒 112–0006
東京都文京区小日向 4 丁目 6 番 19 号
電話 03–3947–2511（代表）
振替口座 00110–2–57035
www.kyoritsu-pub.co.jp

印　刷　藤原印刷

製　本　協栄製本

検印廃止
NDC 490,410

ISBN 978–4–320–06194–1

一般社団法人
自然科学書協会
会員

Printed in Japan